ヒポクラテスの告発

木村盛世

天然痘を根絶した蟻田功の遺言

藤原書店

ヒポクラテスの告発

目次

ヒポクラテスの告発

天然痘を根絶した蟻田功の遺言

まえがき——医学後進国、日本

新しい風邪コロナウイルスが2019年に登場し、私たちの社会生活は大きく変化しました。今でも多くの人がマスクをしている状況をみると、ひとたび恐ろしいと思った感染症に対して、人はそれほど容易に警戒を解けないのだ、と強く感じます。特に日本人はこの特性が強い傾向にあります。

コロナは私たちに二つの大きなものをクローズアップさせました。一つは前述のマスク、そしてもう一つはワクチンです。マスクもワクチンも、今まで使われてきたものなのですが、この二つがこれほどまでに注目されたのは、コロナのためといって間違いないでしょう。

マスクに関しては、果たしてマスクがコロナによる感染を防ぐのかどうか、というのは今でも話題にあがってきますし、「日本のコロナ死亡者が、他の国より少なかったのは、マスクをみんながしたおかげだ」という声も聞かれます。果たしてそれが本当にそうだったかという議論はさておき、マスクに対する無条件の信頼感というものが日本には強いのは、確かなようです。

そして、マスクと並んで、トピックスとなっているのがワクチンです。「コロナワクチンは絶対安全だ。副反応による死亡はゼロ」というワクチン絶対安全派の意見とともに、「mRNAワクチンは危険なワクチンだから絶対打ってはいけない」という完全否定派、この両者の敵対構造が形作られているように感じます。コロナワクチン絶対危険派は、コロナワクチンだけをターゲットにするだけでなく、ワクチン全般をも否定する、いわゆる「反ワクチン（反ワク）」という考えの人も含まれており、数としてはそれほどでなくても発信力が大きいために、影響力が決して弱くはありません。

私が、「コロナワクチンが絶対に危険だというのもデマだが、絶対に安全というのもデマ」と発言したりすると、「どっちかに決めろ！」と、両者から反論されることも少なくない、という状況にあります。

しかし、冷静に考えた場合、ワクチンを含めた薬剤には、効果とともに副作用が存在するのは仕方ないことです。そして、多くの人にとって問題なくても、その薬剤に対しても、過剰に体が反応する特異体質は一定程度存在します。

薬剤だけでなく、食品もそうであることは、蕎麦アレルギーを考えればわかります。多くの人にとって蕎麦は美味しい食べ物ですが、一部の人にとっては、食べたら命を落とすかもしれない危険な食材となります。

冷静に考えれば、100%安全なものは私たちの周りにあろうはずもないのです。ところが、ことコロナワクチンに関しては、この当然の議論が成り立たなくなっているのです。

人は、自分が未知なものに対して、知りたいという願望が強くなり、一部を垣間見た場合、それを全体像として信じる傾向があります。

果たして、自分が見聞きした事象が、稀なことなのか、それとも稀ではなく、頻繁に起こることなのかを見極めるためには、「科学的な検証」が必要になります。

その科学的検証を、医学の世界では「EBM（Evidence Based Medicine）」＝「科学的根拠に基づいた医学」と呼びます。

ところが、日本ではこの「EBM」が未だに導入されたことはないのです。

「そんなはずはない！　日本は先進国だ！」という反論が聞こえてきそうです。しかし、間違いなくそうなのです。その大元となるのが、結核ワクチンとして日本ではよく知られ、使用されている、ＢＣＧの効果判定なのです。

先進国と呼ばれている日本が、こと医学に関してはそうでない歴史を辿ったことを、これから書いてゆきたいと思います。

この本を読まれた方が、日本の現状を受け入れ、医療政策の代表であるワクチンに関しても、冷静かつ客観的に見直すようになってくだされば幸いです。

２０２４年12月

木村盛世

I

いまだに「太陽は地球の周りを回っている」

――医学後進国、日本――

一　結核ワクチン（ＢＣＧ）を使い続ける、日本の「非科学的医学」

ワクチンとは何か？――副作用、費用対効果を考慮する

新しいタイプの風邪コロナウイルスが２０１９年に登場してから、健康問題に関する意識は、コロナ登場まえと比して大きくなりました。その中でも最も大きな関心事は、ワクチンに関することではないか、と「まえがき」に書きました。

後で詳しく述べますが、ワクチンは、ある病気にかかることや、重症になることを予防するために使われます。個人単位ではなく、集団に対して使われるものです。

全ての薬が効果と副作用を持つように、ワクチンも薬剤の一つですから、効果と副作用があります。集団に、えいや、という感じで使うのですから、その効果は副作用を上回るものであ

る必要があります。

また、多くの場合、ワクチンは公費で賄われるため、費用対効果という概念が重要になってきます。

効果はさほどではなく、副作用が強く、高価なワクチンを、税金を使って導入することは、その集団（ある一定年齢の集団や国民全体）を不幸にするばかりです。


ではこの効果はどのように調べるのでしょうか？　この方法こそが、近代医学の基礎となるものなのです。ところが、日本はこの方法でワクチンを導入したことが未だかつてないのです。私が、この本で「日本の医学は科学から程遠いところにある」と主張するのは、このためです。

では、実際に何が問題なのか、これから書いてゆきたいと思います。

結核の特性を知る――終わった病気ではない

日本の医療政策が科学的でないという証は、まず日本の結核対策にみることができます。「結核なんて、もう終わった病気だ」と言われるかもしれませんが、日本において結核は、終わった病気ではないのです。すこし、ページを割いて、なぜ結核対策が日本の医療政策を左右しているのか、説明したいと思います。

肺結核はコロナやインフルエンザとおなじく、気道（口や鼻）からの感染がメインの気道感染症です。また、天然痘と同じく、人類と非常に付き合いが長い感染症です。結核も天然痘と同じく、紀元前から存在したと考えられています。

古代エジプトの遺跡から、椅子に括りつけられた少女のミイラが発見されています。その少女は、背骨が曲がっており、脊椎カリエスに侵されていました。

結核の多くは肺結核とよばれる気道感染症ですが、10％程度、肺の外に病巣をつくります。有名な臓器は脊椎と腎臓です。特に脊椎にできた結核は脊椎カリエスとよばれ、子供に多く見られる病気です。脊椎カリエスにかかると背骨が変形するため、歩くことが困難になり、最終的には寝たきりになって、死亡することがほとんどでした。フランス革命で断頭台の露と消えたルイ16世とマリー・アントワネットの長男、ジョゼフ王子も、脊椎カリエスで7歳で命を落としました。

エジプトの少女も、脊椎カリエスに侵され、短い一生を終えたのです。おそらく家族に愛されたのでしょう。彼女のために、特別な椅子をつくったのですから。そして、その愛用の椅子とともに埋葬されたと考えられています。

結核対策は「医学におけるもっとも美しいモデル」といわれています。感染症は人類との付き合いが最も長いと書きました。長いということは、病気に対して様々な角度から調べられてきたということになります。その病気はどんな症状を呈するのか——熱は？ 咳は？ 発疹は？ 痛みは？（病態）、何が原因でその病気が起こるのか？（病原体の特定）、どうしたら治るか？（治療法の確立）、どうしたらその病気にかからないようにできるか？（予防法の確立）という、医療の基本となる事柄が、調べられてきたからです。

脊椎カリエスのような肺以外にできる結核（肺外結核）は人にはうつりませんが、結核の90％を超える肺結核は、人から人へうつることがわかってきました。特に咳が症状として出ている人は、結核菌を体の外に排出するため、症状がない人に比べて、人にうつしやすいこともわかってきました。

結核という病気は学問的に面白い病気で、いくつもの不思議があります。私の恩師の一人カムストック教授（第Ⅱ部でふれます）は、「結核はミラクルばかりだ」とよく話していました。結核に関して話をすると、本が一冊かけてしまうくらいなのですが、もうすこし、結核の話を書かせてください。

結核は結核菌という病原体によって引き起こされる感染症です。病気を引き起こす病原体には、細菌やウイルス、カビ、寄生虫、原虫など、様々なものがあります。また、原因となる病原体が直接ヒトの体内に入って病気が引き起こされることもあれば、何らかの中間生物を媒介して、ヒトにうつることもあります。結核は、直接、結核菌が人体に入って病気を引き起こします。

直接体内にはいらずに引き起こされる感染症の代表は、マラリアです。マラリアは、マラリア原虫という虫が原因ですが、ハマダラカやネッタイシマカという蚊が、マラリア原虫を体内にいれて運び、ヒトを刺すことによって、人体にマラリア原虫のスポロゾイト（とよばれる、原虫の一形態）が入って感染する病気です。媒介する動物があるかないかによって、その感染症の対策は変わってきます。というのも、マラリアのように媒介動物がある場合は、当該病原体であるマラリア原虫だけでなく、蚊に対しての対策が必要になるからです。蚊帳《かや》や、防虫スプレーなどが代表的な対策です。

結核は、マラリアのように媒介動物はなく、結核菌という病原体が体内にとりこまれることによって起こります。結核菌は、細菌（大）とウイルス（小）の中間で、マイコバクテリア（小細菌）というカテゴリーに分類されます。細菌やマイコバクテリアは十分な大きさがあるので、体内にはいったとしても、独立して生きていけます。しかし、ウイルスは小さすぎて一人では生きていけないため、「宿主」と呼ばれるお母さんの遺伝子に取り込まれて生きていきます。

抗生剤とよばれる薬は、細菌やマイコバクテリアのように独立して生きていける病原体には効果がありますが、ウイルスのように、遺伝子内に入ってしまったものには効果はありません。遺伝子の中に入ってしまったものは、いずれウイルスが宿主から離れるという状態になるまで待つ、というのが治療法の主流です。

結核は、先ほども書いたとおり、90％が人にうつす肺結核で、10％が人にうつさない肺外結核です。結核は「10％病」とも異名をとる病気です。結核菌は口や鼻から入って肺に到達しますが、そこでも90％は、異物として除去されます。結核菌を肺にとりこんだ人の10％が、肺の組織に結核菌がとりこまれます。この状態を「感染」といいます。その感染した人のうち、

10%が、結核菌が増えて増殖し、肺の組織をむしばんでいきます。これを「発病」と言います。

つまり、他人にうつす確率も10%、感染が成立するのも10%、そして、病気として咳や痰、発熱、倦怠感などの症状が出るのも10%ということです。感染していても症状がなければ、見た目は全く健常人です。そして、これも大変珍しいことなのですが、体の中に結核菌が入った状態で、発病していない時期、つまり感染している時期は、結核は人にうつることはありません。これは、インフルエンザや、コロナという他の気道感染症との大きな違いです。インフルエンザやコロナは、感染している状態(症状がなく、見た目は健常人)であっても、他人にうつる可能性があります。

こうした病態の特性を理解することは、極めて重要です。それは、医療政策の立て方に大きく影響するからです。例えば、結核対策のひとつに、接触者健診というものがあります。何をするかというと、結核患者(咳などの症状がある人)を見つけた場合、濃厚接触者といわれる人たちに検査をして、まわりの人たちが感染しているか、あるいは、感染をとおりこして、発病しているかを調べるのです。

もし、感染しているだけで、発病していなければ、その人たちを隔離(一般集団から離すこと)したり、あるいは対応する際にN95とよばれるマスクの必要もありません。こうした特徴をもつ結核という病気と、インフルエンザなどの気道感染症との違いを理解しておかないと、感染者をむやみに隔離したりして、医療資源を無駄にするだけでなく、本来、通常の生活を送れる人の自由や権利を束縛するという、人権にかかわる問題にもなってきます。

また、結核は若い人を好みます。昭和30年代が舞台のアニメ映画「となりのトトロ」でさつきとメイのお母さんがかかっていたのは、肺結核です。近代文学では『風立ちぬ』の堀辰雄、『檸檬』の梶井基次郎、『病牀六尺』の正岡子規が有名です。

日本では現在、結核患者が65歳の高齢者に偏っているため、結核は高齢者の病気だと思われがちですが、そうではありません。なぜ日本だけ、結核が高齢者に多いのかと言えば、日本の結核対策が彼らの若い頃は今にも増していい加減で、結核と診断されないまま見過ごされてきた、というのが実情ではないでしょうか。

アメリカは、効果が不明なためBCGを導入しなかった

結核は、コロナ出現前は「GDPを動かす、唯一の感染症」と言われました。

アメリカ政府は、社会に大きな影響を与えるこの大感染症を抑えるために設立されたジョンズ・ホプキンス大学ならびにハーバード大学公衆衛生大学院とともに、U.S. Public Health Service（アメリカ公衆衛生局、CDCも含む）に、「効果的な結核対策」を行うよう指示しました。カムストック教授は、一九五七年からこのプログラムで重要な役割を果たします。

その中で中核となったのは、WHOが世界的キャンペーンを行った結核予防ワクチン（BCG）の効果判定でした。BCGの効果に関しては、当時まだ確定されていなかったため、「BCGを導入するかどうか」が各国の大きな問題でした。もし、BCGが結核を予防する効果が高ければ、社会的な大感染症を抑えることが可能ですが、効果がそれほどでなかったとしたら、国民にとってよいことにはなりませんし、国としては税金の無駄遣いになります。

このため、U.S. Public Health Serviceが中心となり、世界中でBCGの効果判定が行われました。この際に用いられたのがRCT（ランダム化比較試験）という手法です。

ワクチンを打つ群と、プラセボである生理食塩水を注射するグループに分けて、前向きに（現在から未来に向かって）追跡調査し、二つのグループから、どれだけ結核感染者発生確率の違いがあるかを調べるという方法です。効果判定にどの程度の人数が必要かというのは、あらかじめ統計学的に計算して決定されます。基本的な考え方として、被験者の数（サンプル数）は多ければ多いほど良いです。というのも、少ないサンプル数ですと、被験者の個体間の特性が強く出すぎてしまい、最終結果が、個体間の差によるものか、それとも、ワクチンの効果なのかがよくわからなくなってしまいます。

ワクチンなどの効果判定がわからなくなってしまう、個体間の差をランダムエラーと呼びます。例えば、サプリやお茶などの広告で、摂取したグループと摂取しないグループの血圧などの比較が出ていることがあります。これらの広告のほとんどは、サンプル数が50以下という極めて少ない被験者を用いているため、結果の信頼性が低いです。すなわち、ランダムエラーによって見かけ上、サプリやお茶に効果があるように見えてしまうのです。本当にこれらのサプリなどに効果があるかないかを判定するには、もっと多くのサンプル数が必要なのです。

図1は、効果判定の方法を示したものです。❶〜❹にわかれていますが、❶はＲＣＴという、最も信頼性が高いエビデンスを提供する疫学手法です。ナンバーが大きくなるにつれて、その信頼性は低下します。❹の観察研究（患者症例研究）とよばれるものは、一番エビデンスレベルが低い手法です。そして、メディアなどで提供される情報のほとんどが、これです。

例えば、「私のクリニックで、20代の男性がコロナにかかって死亡しました。ですから、若

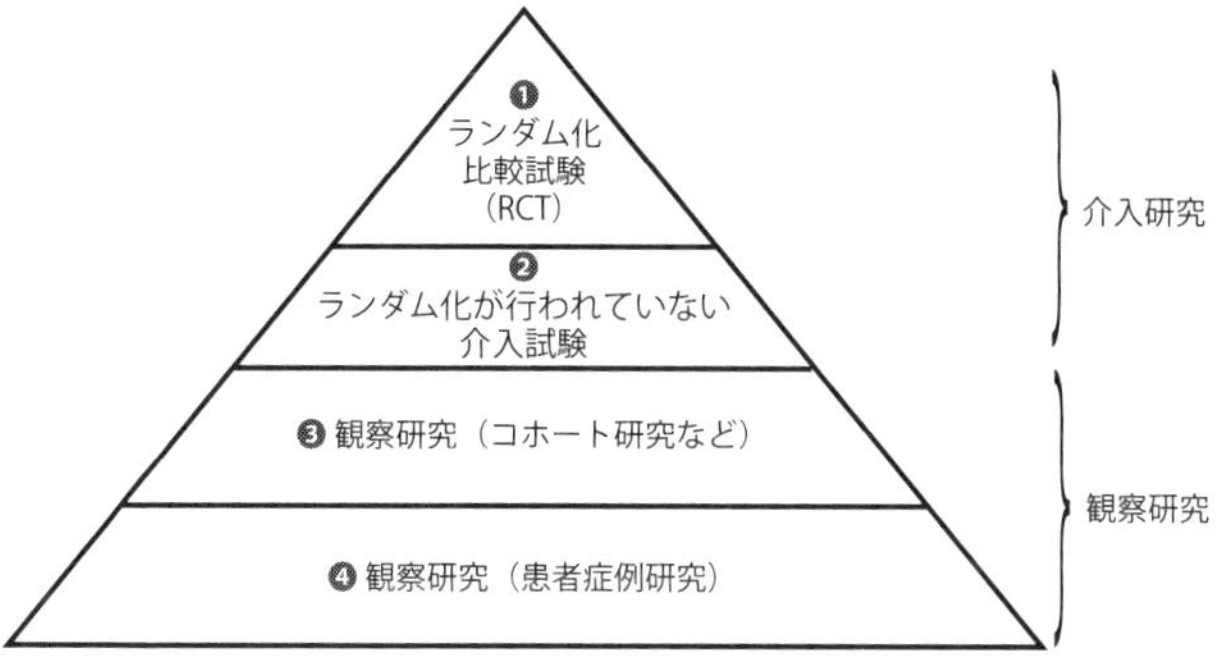

図1　効果判定の疫学手法とエビデンスレベル

い人にとっても、コロナは危険です！」という情報です。しかし、この情報をそのまま集団に当てはめることはできません。確かに、20代でもコロナ死亡は報告されています。しかし、それが10人の中の一人なのか、１００人の中なのか、１０００万人であるのか、はたまた、１億人のうちの一人なのか、によって社会的重要性はかわってきます。

確率的に高いものであれば、その年齢層に重点的な対策を講じる必要がありますが、20代のコロナ死が稀であり、もっと高い年齢層に死亡確率が高ければ、そちらに医療的な対策を講じる必要があります。この考え方が、医学の中で、臨床医学と公衆衛生学を決定的に分けるものです。

ＢＣＧについては、世界中で数多くの、ヒトでの効果判定が行われました。その中で、疫学的に妥当だと考えられる15件のRCT（単純な加算でBCG接種者19万3171人、非接種者16万8262人）を総括して、メタ解析がなされました（Colditzらの文献）。このメタ解析の結果、BCGの結核予防効果は約50％と推定されました。

RCTの中には、二重盲検がうまくいっていなかったり、被験者の数が少なすぎて、統計学的に問題があったりするものも存在しました。このような研究一つ一つの結果と、方法論、また、結果にかかわる様々な因子（交絡因子やバイアスといった、結果を間違った方向に向かわせるもの）を、カムストックらは、前述のメタ解析も踏まえ、詳細に分析して、アメリカにBCG政策を入れるかどうかを決定したのです。

BCGの効果判定こそが、近代医学の古典、といっても過言ではありません。それは「世界のGDPを動かす大感染症と科学的根拠のたたかい」と言い換えることができます。

BCGは、日本では乳幼児に第一番目に接種するワクチンです（以前は小中学生に接種していましたが、2002年から乳幼児に1回だけ接種することになりました）。アメリカはワクチンととても親和性の高い国で、かたや、日本には、〝ワクチンギャップ〟という言葉が存在するほど、世界のワクチン政策とは大きな隔たりがありました。近年はそれが、多くの科学者らの力によってだいぶ縮まってきましたが、今回のコロナで、ワクチンギャップが再燃してきたように感じられます。

ワクチン大好き国のアメリカですから、当然、BCGが世界に先駆けて導入されたと思われる方も少なくないのではないでしょうか。

その予想と、当時のアメリカ政府の決断は大きく異なるものでした。

「BCGを国策として導入することはしない。その理由は、〝BCGの結核予防効果は不明〟だから」。後述の通り、カムストックは、「ワクチンの予防効果の目安として、実用化前の治験で効果80％以上、理想的には90％が必要。それ以下のワクチンは、感染症予防ワクチンとしての効果は低い」と、講義のたびに繰り返していました。

事実、アメリカは一度もBCGワクチンを国策として導入したことはなく、現在でも集団接種は行われていません。

結核ワクチン（BCG）と悪性リンパ腫増加の因果関係

いままで書いてきたように、BCGに関しては、大きな論争がありました。「死のキャプテン」と恐れられた大感染症・結核に対して、それを防ぐワクチンが開発され、WHOが世界的なキャンペーンを展開したのですから、そこに参入する製薬メーカーも数多くありました。現在のコロナワクチンの構図と同じです。BCGには複数の株があり、日本初め、途上国でも使用されている「東京株」があります。BCG東京株は、ODAなどを通じて途上国でも使用されています。

「東京株」は〝日本が誇る〟効果あるワクチンとして、厚労省も絶賛していますが、実際、BCGの治験はわずか20人程度でしたので、これで効果判定ができるはずもありません。なんとか麦茶が血圧を上げたかどうか、くらい信頼性の低いデータで、今までBCGは日本のワクチンの帝王として君臨してきたと言えます。

BCGには、ツベルクリン反応という、結核感染のスクリーニング試験の結果をわかりにくくする欠点がありますが、それだけでない大きな問題があります。それは中長期的な副作用です。

BCGに関しては、カムストック教授が必ず講義で取り上げていることがありました。

「BCGを打った集団とそうでない集団を比較したところ、BCGを打った集団からの、悪性リンパ腫（血液のがん）発生は、打たない集団と比して、統計学的に優位に高かった。この

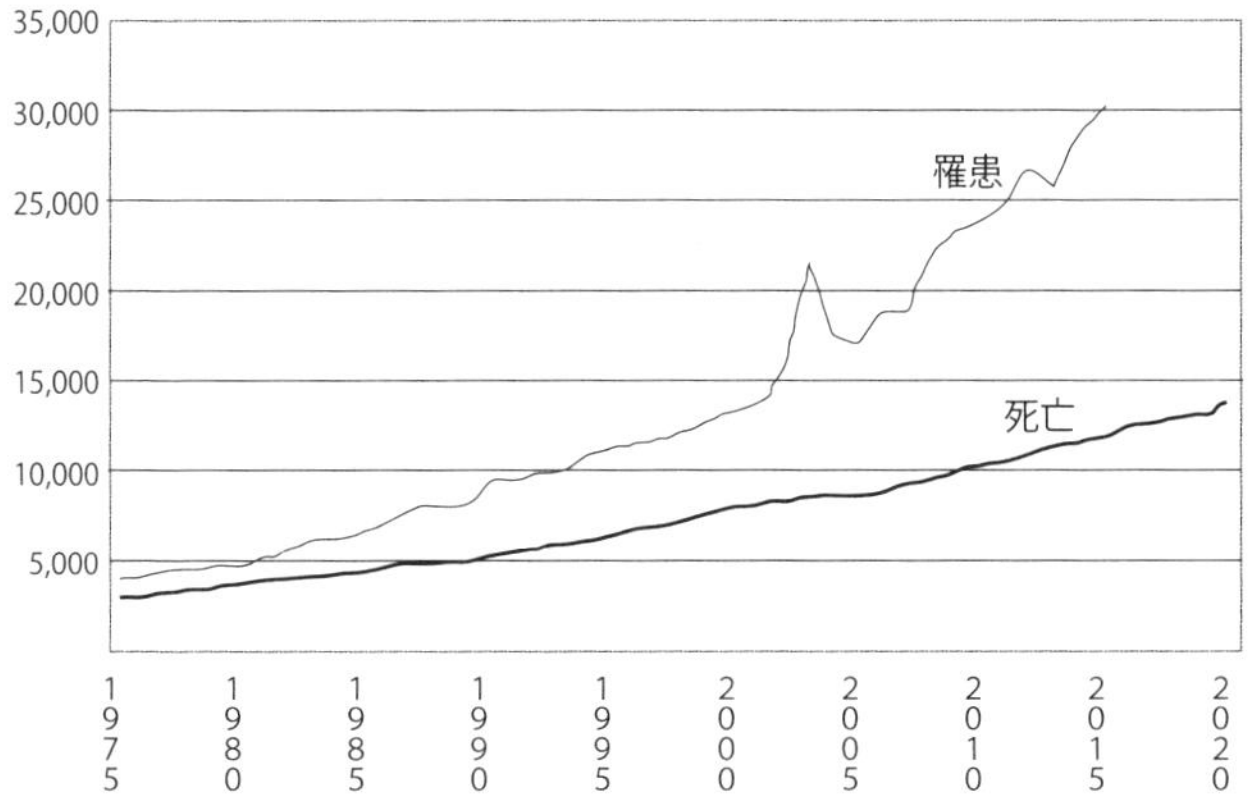

図2　悪性リンパ腫の罹患数と死亡数の年次推移

（男女計、全年齢、全国）（資料：国立がん研究センターがん対策情報センター）

https://ganjoho.jp/reg_stat/statistics/stat/cancer/25_ml.html

研究は、後ろ向きのコホート研究（先ほどのピラミッド図1の❸と❹の信頼性レベル）であるが、BCGにより悪性リンパ腫が本当に多く発生するとしたら、重要な問題である。もっと信頼性の高い方法（RCT）で確かめるべきである。おそらく、それができる集団は、結核罹患率が低く、かつ、BCGを政策として継続している日本だと思う」

BCGはハンコ注射として生後すぐに接種され、「非常に安全なワクチン」という、なんの根拠もない認識が多くの日本人にはあります。

同時に、悪性リンパ腫は、増加傾向にあります（**図2**参照）。

他のがんと同様、高齢化によるものかもしれません。しかし、冷静に考えた場合、今流行りのmRNAウイルスより長い歴史を持ち、先進国の中で最も積極的に予防接種が行われているこの国で悪性リンパ腫が多い原因がＢＣＧであるかどうかを見極めることは、極めて重要なことです。

自分の子供たちが、ほとんど無条件に受けている予防接種の親玉が、我が子にわざわざ、将来的な血液のがんリスクを背負わせることになるのですから。

結核は、〝若い世代を襲う病気〟と前にも書きました。ＷＨＯだけでなく、アメリカなどが結核対策を最も重要な国策として位置づけたのは、結核によって若い人の労働力が減ると、その国の社会経済に大きなインパクトを与えるからです。

結核と違い、コロナは高齢者を好む感染症です。この違いは社会経済におけるインパクトの違いです。90歳の老衰死と30代の自殺が社会的に同じとは言えません。

私は、２０２０年、コロナワクチンが五万人以上の治験を経て実用化されて以来、「若い人たちへの接種は極めて慎重になるべきだ」と発言してきました。コロナは若年層がかかったとしてもほとんどが無症状や軽症であり、どんなワクチンも実際使ってみないとその本当の効きや、中長期的な副作用はわからないからです。

コロナに対するワクチンに関しては、大規模なデモや、打ちひかえが行われていますが、すでに出ている、1万6913人のBCG接種者と、1万7854人の非接種者を比較して、28年の間にBCG接種者からの悪性リンパ腫発生が多いという結果については、徹底的にRCTなどで検証すべきであり、仮に「真に発生が多い」となれば、日本はBCG継続をすぐさま中止するべきです。

日本から薬害は永久になくならない——サリドマイド薬害事件

先日、サリドマイド薬害当事者の増山かおり氏と、一緒に講演する機会がありました（厚生労働省資料「薬害って何だろう?」2012年3月。https://www.mhlw.go.jp/file/05-Shingikai-11121000-Iyakushokuhinkyoku-Soumuka/031_1.pdf）。

若い読者は御存知ないかもしれませんが、日本の高度成長期、鎮静・睡眠薬サリドマイドを妊娠初期に服用した女性から死産や奇形の胎児が誕生し、世界中で大問題になった薬害事件です。

厚生労働省によれば、「薬害は薬によって健康被害が広がったものであり、副作用は薬の害ある作用そのもの」と定義されます。

しかし、私は、薬害とは、〝人に対して有害な事象が発生しているにもかかわらず、正確な状況を把握することをせず、当該薬物などを使い続ける行政の怠慢による人災〟と理解しています。

増山氏は、「(厚労省は)信頼あるデータがないから、薬害かどうかがはっきりしない、旨の発言ばかり」といった趣旨の発言を複数回、されていました。それもそのはずです。今まで書いてきたように日本は、系統だったデータをとること、そしてそれを、信頼性の高い手法で解析するということは、未だかつて行なっていないのですから。

先ほどあげたものと同じエビデンスピラミッドを提示しながらの私の話に、増山氏は強くうなずきました。そしてこう言いました。

「厚労省が、データが不十分と言っていたのは、こういうことだったんですね!」

BCGとサリドマイドは、全く別の薬剤ですし、生じてくる結果も全く異なった事象ですから、両者を単純比較することはできません。

しかし、両者に共通することは、それが社会の中に普及し害を及ぼすまでに「辿ってきたプロセスは全く同じ」ということです。

増山氏はさらに私に対してこう続けました。

「日本からは、永久に薬害は無くならないと確信しました」。
その通りなのです。日本において、厚労行政が180度心を入れ替えて方向転換しない限り、薬害がなくなることはないのです。

「日本ビーシージー」ホームページには「1952年（昭和27年）に現在の公益財団法人結核予防会から分離独立」とあります。また、「結核予防会」ホームページには「昭和27年（1952）11月　BCGワクチン製造部門を日本ビーシージー製造（株）に移管」と記されています。そもそも、BCGワクチン製造元と結核予防会は一つの組織であり、現在も結核予防会は日本ビーシージー社の株の大半を保有しています。

現在の結核予防会理事長は、政府の新型コロナ分科会会長です。第Ⅱ部で詳しく書きますが、私自身、アメリカから結核予防会に呼ばれて研究所の職員になりました。そこで、あまりに世界と隔たった日本の結核対策に驚愕し、BCG接種の是非を含め、意見しました。それが結核予防会の気にさわったのか、厚生労働省に飛ばされました（詳細は、拙著『厚生労働省崩壊』（講談社）をご一読ください）。

後ほど、「日本の医療は人を幸せにしない公費ビジネス」であることを書きますが、まさに、結核対策の元となる結核予防ワクチンＢＣＧと厚労省の馴れ合いこそ、その公費ビジネスの原点であると言っても過言ではありません。

なんの根拠もないＢＣＧ政策

結核は、ＨＩＶ／ＡＩＤＳと親和性が高く、〝不幸な結婚〟と称されるほどです。日本の場合、ＨＩＶ／ＡＩＤＳは男性同性愛者に限局されていますが、アメリカはドラッグで注射器のシリンジを使いまわす人口（IV drug users）の中で蔓延しています。

ところが、アメリカの結核新規感染者は日本と比べて低いレベルに抑えられています。２０２２年のデータでは、人口10万人あたりの新規患者数は、アメリカが２・６人に対して、日本が９・５人です。

また、治療がうまくいっているかどうかを示す指標として、多剤耐性・リファンピシン耐性の割合が使われます。

新規感染者の中での耐性割合は、アメリカ1・4%、日本は2・6%、再治療（治療がうまくいかなかった人たち）では、アメリカ6・2%、日本17！%です。

再治療における耐性菌の割合が多いことは、「治療失敗が多い」ことをしめします。また、新規感染者の中での耐性菌の割合は、その国でどれだけ耐性菌が蔓延しているかを示す指標になります。

統計の信頼性を度外視してみるならば、日本の数字はナイジェリア（初回耐性　2・1%、再治療耐性　14%）に近く、公益財団法人や厚労省がポスターで示していたとおり、日本は結核〝中蔓延国〟であったわけです。

その国や地域での疾病対策がうまくいっているかを調べるための指標として、人口対の新規患者数が使われます。つまり、その疾病対策がうまくいっていれば、新しい患者は出てこないし、うまくいっていなければ、新たな患者が増え続けるからです。

この数字の比較から、日本の結核対策はうまくいっていない、ということが明らかになります。

その最大の理由は、効果がはっきりしないBCGというワクチンを、なんの根拠もなく導入し、間違った政策を行い続けたからにほかならないのです。アメリカが主導となって行った、全世界的なRCTの中で、日本の被験者はわずか20名でした。このように少ない人数で、ワクチンの効果を結論するのは不可能です。今の電車広告にあるような、〝○○麦茶は血圧降下作用がみとめられました〟というトクホの宣伝ぐらい、科学的根拠としての信頼性はひくいものです。

ところが、日本は、このなんの根拠もないBCG政策をだらだらと続けているのです。

BCGの弊害——結核は耐性菌ができやすい、胸部X線では診断できない

BCGワクチンは、効果が？であるだけでなく、その弊害が大きな政策です。結核は、感染しているだけでは他人にうつすことはありません。その感染状態をみつけるのが、ツベルクリン反応という検査です。ところが、BCGを使うと、ツベルクリン反応がわからなくなってしまいます。言い換えれば、「感染しているかどうかを調べるツール」を使えなくしているのが、BCGです。クオンティフェロンという試薬を使えば、BCGによるツベルクリン反応陽性者と、結核感染による陽性者を区別することができる、という名目で、日本はクオンティフェロン検査を導入しています。しかしながら、この検査とツベルクリン反応の関係を調べたところ、

全く相関が認められませんでした（M.Kimuraらの文献）。すなわち、結核感染を調べられるという触れ込みはかなり疑わしいといえます。

結核は、発病せず感染している時期に対応すれば、99％の発病をおさえることができます。抗結核薬の一つであるＩＮＨを一定期間投与するというやり方です。しかし、そのためには、感染者を見つける必要があります。もし、感染していない人や、感染をとおりこして発病している人にこの方法を行うと、耐性結核という非常にやっかいな結核菌を生み出します。それゆえに、ツベルクリン検査はとても重要なのです。

結核という病気には、抗結核薬という治療薬が存在します。長年付き合ってくる中で、結核菌は薬剤耐性を引き起こしやすいということが分かりました。耐性菌とは、本来効くはずの薬に対して、細菌などが遺伝子変異を起こして効かなくなる状態です。

この耐性菌の割合が、先進国で非常に高いのが日本です。その理由として、各医療機関が、自己流の抗結核薬を使った治療を長年おこなってきたことがあげられます。

現在、結核の治療法は「標準治療」といって、世界的に決められています。結核は他の感染症と同じく、途上国で多い病気です。特にサハラ以南のアフリカではＨＩＶ／ＡＩＤＳが世界的に多い国ですので、制圧するのが非常に困難な状況にあります。

結核は、耐性菌ができやすい感染症ですので、複数の治療薬を同時に使います。ところが、交通網の不備や、在庫管理の問題などで、十分な薬が手に入らなかったり、薬が手に入ったとしても、一種類だけだったりと、耐性菌を生む土壌にあります。

特に、一つの種類だけでなく、複数の薬に対して耐性をしめす、すなわち、効かなくなる結核を「多剤耐性結核」といいます。多剤耐性結核は、治療法がなく、肺をむしばんでゆきます。さらに、肺結核というのは人にうつる感染症ですが、多剤耐性菌をもった人からうつった人は、同じく多剤耐性結核になってしまうのです。

日本の結核新規感染者は10万対10・1です。対してアメリカは2・5です。アメリカにおけるＨＩＶ／ＡＩＤＳの社会におけるインパクトを考えると、日本の新規感染率の高さは大問題であることがわかります。

過去、「一部の地域がネパール並みの新規感染者数」と言われた時代から比べれば、減少傾向にありますが、特に結核発病のリスク因子（ＨＩＶ／ＡＩＤＳ）を抱えていない先進国が、この高い新規感染者率を保っているのは、明らかに政策が不備であるということが言えます。

日本の結核対策の問題点は、〝科学的根拠に基づかない〟の一言に尽きます。まず、結核診断の方法です。結核を診断するには、喀痰細胞診という方法で行われます。これは、のどの奥から痰を3日間連続で採取し、痰の中に結核菌がいるかどうかを確かめます。余談ですが、結核菌には、Ziehl-Neelsen染色という方法で染色を行います。この染色を行うと、結核菌は細く赤い糸のようにみえることから、一部の専門家からは〝red rods（細く長い棒）〟というニックネームで呼ばれます。

ケネディ大統領時代（1961―63）は、BCGの効果判定が終了する前でしたので、結核に対して誤った認識がありました。その一つが、「結核の診断は、胸部X線で行う」ということでした。今では、胸部X線検査は、正確に結核を診断できないことが明らかになったため、診断は、喀痰細胞診で行います。喀痰細胞診は、開発途上国と呼ばれる国々でも同様に行われており、胸部X線車なる車が走っていることはありません。ところが、少し前まで、〝結核検診車〟が走っていた日本は、いまだに、喀痰検査を行わずに、肺結核の診断を行っている症例があります。

2020年のデータでは、86・8%が痰の培養検査で結核と診断され、残りの13・2%は、医師が痰の検査を行わず、結核と診断しています。おそらくは、胸部X線検査で、結核と診断していると考えられます。すなわち、13%の中には、本当は肺結核であるかどうか、確証はないものがあるということになります。本当は肺結核ではない肺炎（ウイルス性や細菌性など）を、誤って肺結核と診断して、治療をしている症例が含まれている可能性があるということです。

不適切な治療――耐性菌にどう対策するか

診断方法だけでなく、日本の結核治療は、世界スタンダードに見合っていない場合がある、というのも大きな問題です。

結核は、一つの薬で治療を行うと、その薬に効かない耐性菌を生じる場合が少なからずある、と先ほど言いました。例えば、抗結核薬の一つであるＩＮＨ（イソニアジド）という薬があります。日本は昔からなじみのある結核治療薬ですが、この薬だけで結核の治療を行うと、高い確率で耐性が生じることがわかっています。そのために、現在は複数の薬を同時に、決められた方法で行うこと、さらに、複数の薬を毎日飲まなければならないために、服薬を確実にするために、結核患者が薬をのむのを、目の前で毎日確かめるという、直接監視下における服薬徹底が行われています。

こうした、効果的で、かつ、耐性菌発生を低く抑えられる治療法が確立されたのは、まさに、

ＢＣＧの効果判定と同時に行われた、大規模ＲＣＴの結果によるものです。近代疫学導入前は、ＩＮＨ、ストレプトマイシンのみを何年にもわたって使い続けるということも珍しくありませんでした。

こうした治療法より、短期間（大体6か月）で、再発もなく効果的で、なによりも耐性結核を生む可能性が低く抑えられる治療法は、ＤＯＴＳ（直接監視下短期療法Direct Observed Therapy Short course）と呼ばれ、ＷＨＯのブランドネームとなっています。

ところが、日本では、ＩＮＨ単独で、何年も治療を行うという、誤った方法が長らく続けられてきました。現在はだいぶ改善されたとはいえ、こうした科学に基づかない治療法は、喀痰検査以外の方法で結核診断を行う、一部の医師たちの間でもゼロになったとは言えないのが現状です。

実際、２０２０年のデータでは、ＩＮＨに対する耐性結核が5・7％、多剤耐性結核ＭＤＲ—ＴＢが0・9％という、先進国とは思えない数字が並んでいる現状は、いかに日本における抗結核薬の使い方がいい加減だったか、ということに尽きます。これらの耐性結核は、治療に失敗した症例に多いのですが、生まれて初めて結核と診断された人の中でも、耐性結核が存在します。

これは何を意味しているかといえば、耐性結核が一定程度蔓延していると考えられている日本においては、はじめから耐性結核に感染し、発病する可能性が、他の先進諸国と比して高い、ということと、イコールだということです。

すなわち、肺結核と診断された時点で、本来は使えるはずの特効薬が、効かない状態になっているという、とんでもない状況を受け入れなければならないということになります。


耐性菌は、結核に限ったことではありません。2023年12月現在、中国で、薬剤耐性のマイコプラズマ感染症が流行しています。

薬剤耐性マイコプラズマとは、薬（抗生剤）が効かない、マイコプラズマという細菌のことです。この耐性菌は、中国だけでなく、日本にも存在し、問題となってきました。

マイコプラズマは、学童に多く、4～7年周期で流行することから、オリンピック病とよばれていましたが、その周期も崩れて、いつ流行るかわからない状況です。特徴的な咳が3週間程度続き、つらいのですが、ほとんどの症例が軽症です。原因となるのは、前述のとおり、マイコプラズマという細菌です。細菌は、ウイルスより大きく、ウイルスのように人や動物など

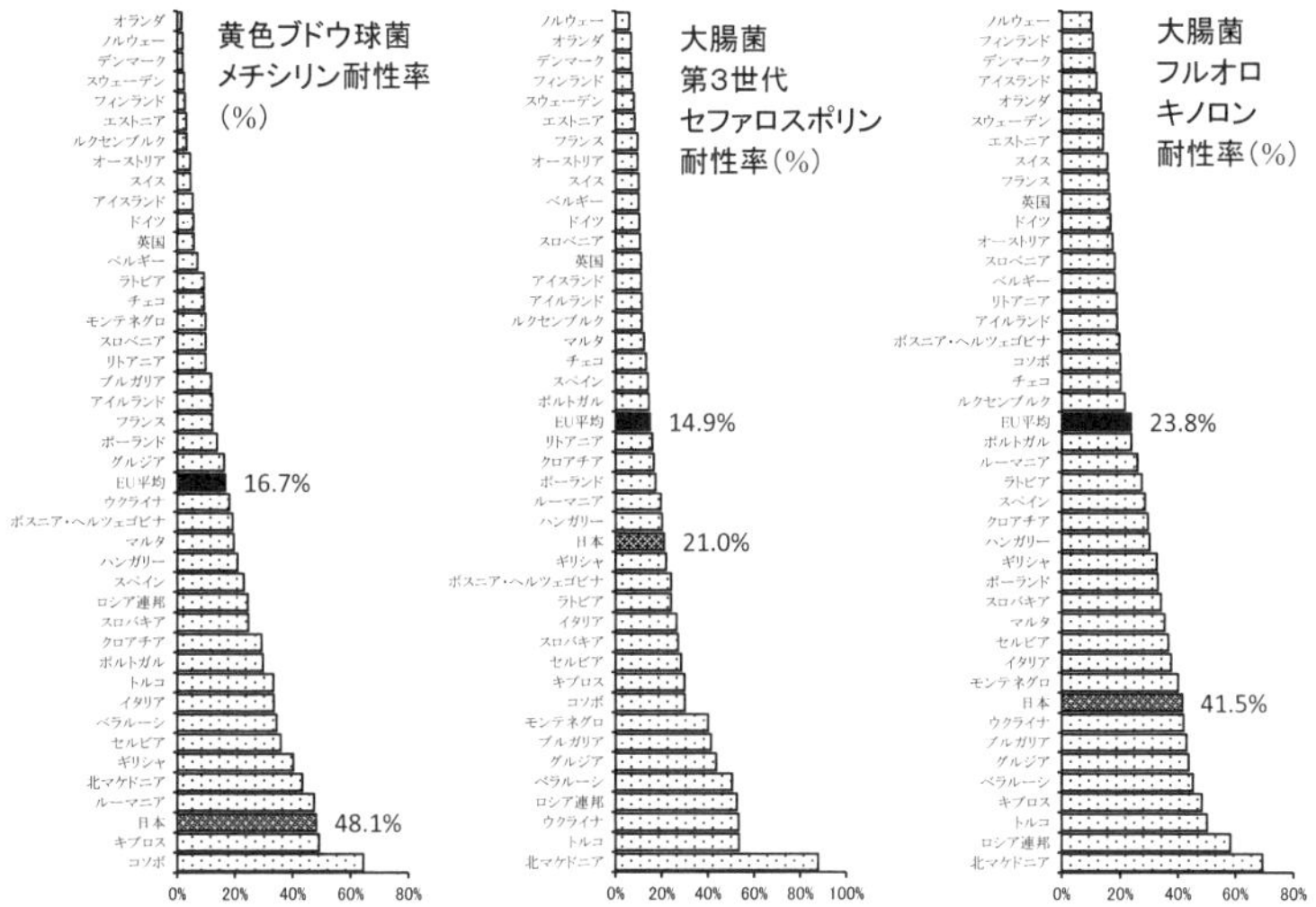

図3　ヒトにおける代表的な薬剤耐性傾向を示す微生物の薬剤耐性率の国際比較（2020年）

https://www.mhlw.go.jp/content/10900000/ap_honbun.pdf

の宿主の遺伝子に組み込まれて増えていく必要はなく、自立して増殖していくことができます。このため、抗生剤という薬が効きます。

ウイルスを殺すためには、宿主の遺伝子を攻撃しなければならないため、宿主の細胞を傷つけるので、人にとって毒性が強い抗ウイルス剤が必要で、抗生剤は効きません。

この特効薬である抗生剤の使い方が間違っていたり、濫用されることによって、薬の効かない細菌が生まれることになります。〝細菌自身の遺伝子変異がおこって、薬の効かないあたらしい細菌が新たに生み出される〟、と表現すれば、わかりやすいかもしれません。

本来効果がある抗生剤が効かない耐性菌が広がりを見せているのは、世界的な問題となっています。特に、日本は、先進国の中で、もっとも耐性化率の高い国の一つです。

「風邪やインフルエンザでは病院に行かない」が基本

日本は、風邪やインフルエンザにかかったら病院に行く極めて珍しい先進国であり、風邪やインフルエンザには全く効果がない抗生剤が処方されることがままあります。

皆さんのご家庭にも、抗生剤の残薬が残っているという方も少なくないのではないでしょうか。

これ自体、世界的に見れば、考えられない状況です。例えば福祉大国のスウェーデンや、国民皆保険を持つイギリスで、風邪やインフルエンザに罹った場合、呼吸ができないなどの重症になった以外は、医療機関受診はできません。それは、風邪やインフルエンザは基本的に水分補給をして、家で治すものだからです。病院に行っても、これらの疾患の予後は変わらないことから、不必要な医療費は使わない、それよりも、医療サービスは必要な人のために使う、という当然の考えのもとに、医療政策があります。

ところが、どういうわけか、日本の場合は、厚生労働省という医療政策をつかさどる役所が、「具合がわるければすぐ病院へ」をうたい文句に、必ずしも必要でない医療を推し進めています。

厚労省のプロパガンダの結果、風邪で少しでも熱や咳などの症状があれば病院受診し、企業によっては、インフルエンザなどの検査結果を病院にいってもらってくるために、医療機関受診を半ば強要するところもあります。医療機関に行くと、風邪やインフルエンザという、ウイルスが原因であって、抗生剤が無効な疾患に対しても、〝体が弱っていると、ウイルスだけでなく細菌感染も二次的に引き起こされるので、その予防〟という名目で、抗生剤がだされることが多々あります。

医療機関にしてみれば、病院に患者が来てくれれば、初診料や再診料を請求できますし、薬を処方すれば処方料が収入として入ってきます。検査をすれば、検査料です。以前は、医療機関で処方した薬を、同じ医療機関で出していましたが、今は医薬分業が進んでおり、薬を処方すれば、調剤薬局が収入を得ることになります。

抗生剤は、総合感冒薬（いわゆる風邪薬）と比べて薬価が高いので、医師が抗生剤を処方すれば、薬局が儲かるという仕組みです。

一方患者は、医療機関に行けば、抗生剤を欲しがります。患者の意識調査によれば、約６割の人が、〝風邪に抗生剤が効く〟という誤った認識をもっているという報告があります。

この結果、いわゆる、抗生剤の〝濫用〟が生じることになり、耐性菌の土壌を医療が自ら作っているというのが、日本の現状です。

この状況にさすがの厚労省も対策を開始し（もともと自分が蒔いた種ではあるものの）、医療機関にポスターを掲示するなど、涙ぐましい努力をしています。こうした取り組みは、一部では効果を出してきているようです。しかし、開業医は、患者から嫌われる医療サービスを提供することを嫌います。「あの先生は、風邪をひいて行ったのに、抗生剤を出してくれない」という声を耳にすることがあります。医師として、この対応は正しいのですが、風邪でも医療機関を受診するのがあたりまえになっている日本では、〝風邪をひいたら医者にいって抗生剤を処方してもらう〟というのがまかりとおるというのが、現実です。

「国民皆保険」「認可された薬がすべて保険適用」を問い直す

厚労省関連の調査によれば、調査人口の約6割が、〝風邪に抗生剤は有効〟という誤った認識をもっていることが報告されています。日本は、医療サービスへのアクセスに関しては、極めて恵まれた環境にあります。このような状況にある国は世界中どこを探してもないのではないか、と思います。基本的にどんな医療も、3割以下の自己負担で受けることができますし、また、高額医療制度もあり、一定以上の自己負担は返金されます。

言い方を変えれば、日本はあまりに医療アクセスが恵まれているために、〝水と医療はただ〟に近い受け止められ方が、多くの日本人にあるのではないかと思います。それゆえ、海外では、決して一般的ではない、風邪やインフルエンザにかかったら医療機関を受診することが日常的になっています。

また、後述しますが、改善しなければならない大きな問題として、医療行為に関する費用対効果の考察が、ほとんどされていない状況にあります。このことが、厚労省で認可された薬剤は、ほぼ盲目的に保険適用されるという日本の特殊性を生んでいます。

代表例として、タミフルという薬が挙げられます。多くの人にとって、タミフルは〝インフルエンザの特効薬〟というイメージがあると思います。しかし、ウイルスに対する特効薬はない、と考えた方が良いのです。というのも、前にも書いた通り、ウイルスは細菌と違って小さいため、自力で生きていくことができず、宿主の遺伝子に組み込まれて増殖します。それゆえ、ウイルスを殺すためには、宿主の細胞自体を殺傷する必要があります。よく、抗ウイルス薬は細胞毒性がある、といわれるのはこのためです。遺伝子に組み込まれたウイルスをすべてなくすには、宿主自体を死滅させる必要がでてきます。そんな薬は、どうやっても使えませんよね。

そんな風に書くと、「タミフルはインフルエンザの薬というのは間違いなのか？」という声が飛んできそうです。

タミフルは、インフルエンザの薬です。しかし、特効薬ではありません。インフルエンザに罹ったことがある方はお判りになると思いますが、大体、2、3日くらい、体の痛み（関節痛）をともなって、38度以上の高熱がでます。タミフルという薬は、この熱が出る期間を3日から2日に短縮させる薬です。この話をすると、驚く人も多いのですが、特効薬ではなく、その程度の薬です。

また、タミフルには使いづらい点があります。それは、症状が出て48時間以内に使わないと、熱を出る期間を短縮する効果がないということです。症状とは、熱や咳が代表的ですが、それ以外にもだるい、疲れる、頭が痛いなどがあります。つまり、正常健常時ではない状態です。症状は、熱など機器で測れるものだけでなく、だるい、といった人からはわからない自覚症状が含まれますし、また、熱の出始めは気が付かないことがあります。なんとなく2、3日調子がわるかったから病院で検査をしたら、インフルエンザだったという場合もあります。

ということは、症状が出て気が付いたときは、タミフルの効果がない時期だったということも少なからずあるということです。

加えて、タミフルは薬価が一錠317・9円（75mgカプセル）と高価な薬です[*]。❶熱が出る期間を1日短くする効果があるが、飲んだらインフルエンザがたちまちよくなる特効薬ではないこと、❷症状出現から48時間以内に飲まないと効果がないという、飲む時期が限定されていること、を総合的に考えると、費用対効果がなさそうなことは、容易に想像できます。

＊ https://mentalsupli.com/medication/influenzae-drug/oseltamivir/tamiflu-type/

事実、これらの理由から、タミフルをインフルエンザの薬として使用することはみとめていても、日本以外では保険適用がされないので、世界的にみたときにタミフルの普及率は高くありません。世界中のタミフルの90％が日本で使用されているのです。この数字は日本人にとっては驚きかもしれません。しかし、〝インフルエンザになったらタミフル〟は、日本においてのみ通用する常識であり、世界的にみたら、一般的なことではないのです。

同様の、薬剤使用における日本の特殊性は、近年認可された、アルツハイマー型認知症治療薬、レカネマブにもあてはまります。アルツハイマーの原因には、遺伝子を含む様々な因子が関与していることが指摘されています。レカネマブは、この一つの要因である、アミロイドという物質の脳への沈着を解消する効果があるとされ、アルツハイマー型の進行を27％遅くするという報告がされていますが、アメリカで、一人あたり年間2万6500ドル（約400万円）という、かなり高額の薬です。

この薬は保険適用され、国の審議会である中央社会保険医療協議会（以下「中医協」）で処方ガイドラインがでることになっています。具体的な薬価は近い将来決定される予定ですが、仮に、一人当たり100万円（もっと高いと思われますが）かかるとすると、全国で600万人いるといわれているアルツハイマー型認知症のうち、10分の1の人が服薬すると、この一つの薬で6000億円になります。

今まで治療ができないといわれていた、認知症に対する治療薬に関しては、本人と家族を含め、かなりの人数が希望する可能性は高いでしょう。

今まで受けられなかった必要な医療が受けられるというのはとても素晴らしいことだと思います。しかし、それがどの程度公費で賄われるか、ということに関しては、その費用対効果を国の予算から考える必要があります。

世界の医療制度はその国によってまちまちですが、社会保障が充実している北欧やイギリスでも、タミフルを保険で賄うことはありません。レカネマブに関しても同様にあつかわれるでしょう。

国民皆保険という制度は、必要な時に必要医療サービスがうけられる素晴らしい制度だと思います。しかし、国の財政には限度があり、年間予算の半分近くがあてられている社会保障費だけが、今後も特別視されるというのは、医療が国民のお荷物になるという状況を助長することになります。そして、タミフルやレカネマブに代表される、「効果はあるかもしれないが、特効薬とは言えない」薬に対して、無尽蔵に公費を使うこと自体、だれにとっても幸せな状況とはいえないのではないでしょうか。

二　コロナで明らかになった、日本の医療の根本問題

気道感染症の基本法則――「感染」と「集団免疫」

今まで、科学に基づかない日本の医療政策に関して述べてきました。

この章では、今でもまだ継続している、新型コロナ対策に焦点をあて、何が問題なのかを論じてみたいと思います。

敵を攻撃するには、まず敵を知る必要があります。コロナ対策に関して語るには、コロナを知っておく必要性があります。しばらくは、感染症に関するお話におつきあいください。

コロナを代表とする気道感染症、すなわち、ウイルスや細菌といった病原体が、鼻や口から感染する感染症に関しては、二つの基本法則しかありません。

【基本法則1】短い期間に複数の人々にうつす。
【基本法則2】いったん感染して治ると、少なくとも当面の間は、再び感染することがないし、他人を感染させることもない（免疫ができる）。

基本法則1は、指数関数の法則（以下では「倍々ゲーム」と呼ぶ）とよばれるものです。「基本再生産数」ということばが、コロナ流行時に様々なメディアで使われていたことを思い出されるでしょうか。患者一人が、週に2・5人にうつすとすると、10週後にうつされる人数は以下のとおりになります。

$2.5^{20} = 2.5 \times 2.5 \times \cdots\cdots$（2.5が20個）$= 9094$万$9470$人

これは基本再生産数2・5ということです。感染症を抑えられないのはどうしてか、とか、なぜ短期間にこれだけ広まってしまったのか、という疑問をもたれるかたもいますが、それは、この倍々ゲームがなかなか理解できないためといってもよいかもしれません。

感染症を巡る対応の難しさの主因は、この倍々ゲームがなかなか理解できないか、逆に、理

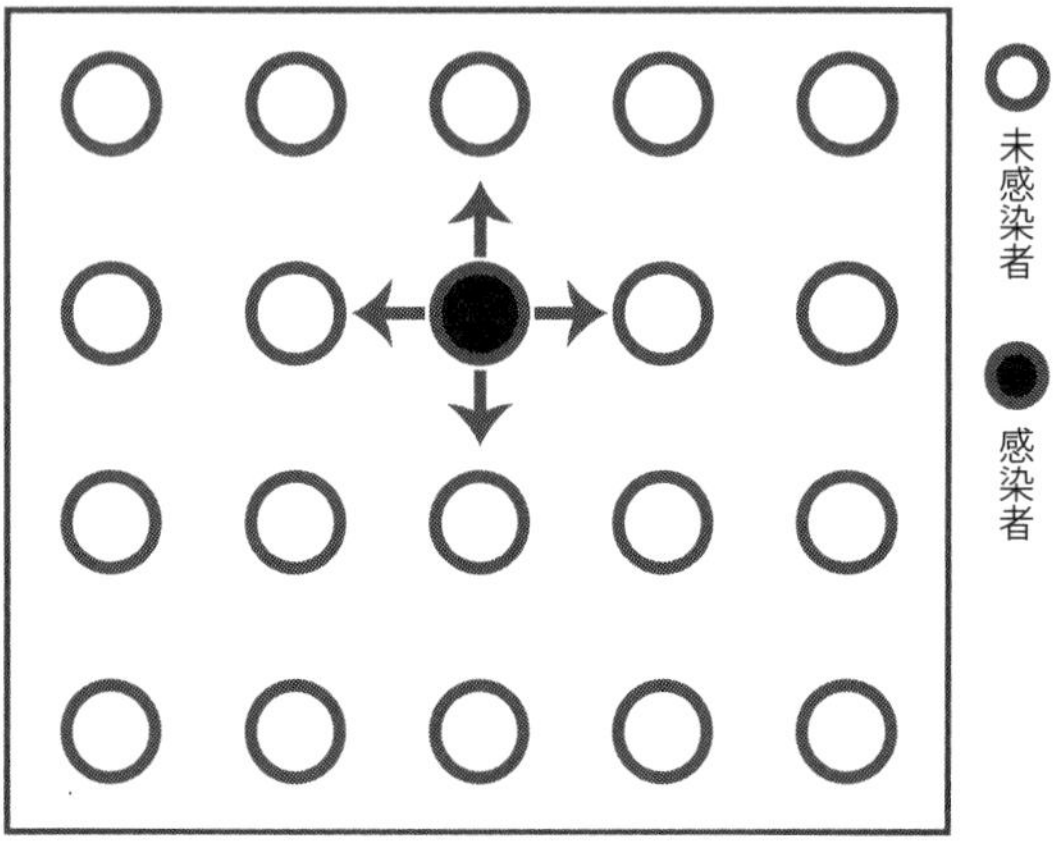

図4　感染初期

解し過ぎて過剰に反応することにあります。

図4は最初の1人だけが感染している場合を想定しています。●が感染者で、○が感染していない人です。最初の一人しか感染していないということは、免疫を持っている人がいないので、まわりにいる人は、簡単にうつされます。ここでうつされた人は、次はうつす側になります。ちょうど、ゾンビ映画でゾンビに触られるとゾンビになるように、ゾンビがどんどん増えてくると、ゾンビから逃げるのが難しくなります。

図5は、感染が進んできた場合です。ここで登場するのが、基本法則の2です。どういうことかというと、感染して治った人々（グレーの○の人々）が回りに増えると、感染した人が、「感染していない人をさがして移す」ことが難しくなってきます。

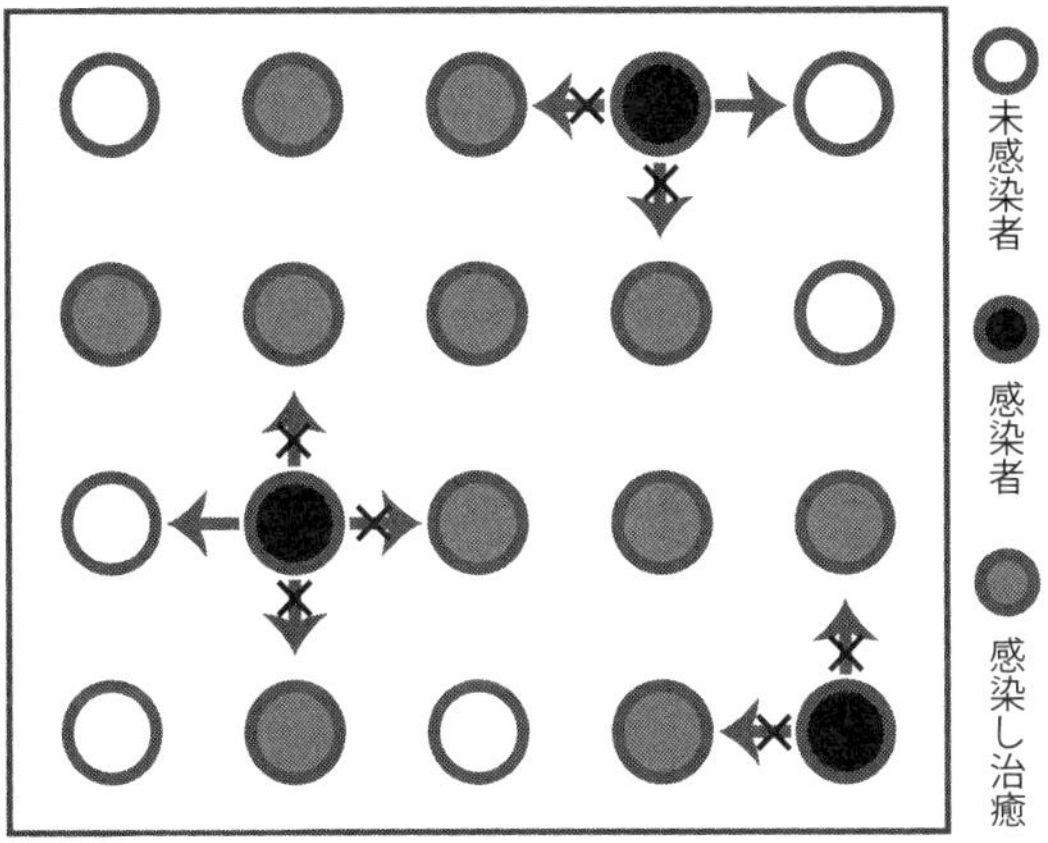

図5　感染が既に進行

矢印の上に×がついているところは、すでに感染してしまっている人なので、新たな感染が成立しないということになります。その結果、集団のなかで感染が広まるスピードは遅くなってきます。

1918年に猛威をふるった「スペイン風邪」の感染状況のグラフを思い出す人も多いのではないでしょうか。感染を抑えるための対策を何もしなかった場合は、感染者数は急激に増えますが、ピークを迎えると急に感染がへってきて、感染が収束します。

この理由は、基本法則2を理解していればわかります。つまり、感染して治った人々が増えていくと、免疫がない人々も感染しにくくなってきて、(例えば図2の左上の未感染者)、これ以上感染が進行しにくくなります。これは、「集団免疫」と呼ばれる現象です。

多くの人々が感染することを受け入れ、集団免疫を構築することによって新型コロナウイルスに対応しようという戦略は、イギリスが流行当初目指したのですが、感染を無作為に広げるということに対して強い批判があったことや、医療資源のキャパシティ（ＩＣＵや人工呼吸器など）が、感染急増時に対応できないという理由から断念しました。

多くの批判を浴びながらも、最終的に集団免疫を目指す、すなわち、社会経済を回しながら、コロナ感染が収束するのを待つという対応を行った国は、私の知る限りスウェーデンだけでした。

「壁を作る」で防げるが、壁を外せば広がる——感染症からは逃げられない

ここで、壁をつくる、という考えが登場します。緊急事態宣言を行うなどの強力な対策をとるというのは、喩えれば、人と人との間に壁を置くことによって感染を防ぐ、ということになります。ここでいう壁とは、物理的なコンクリートなどの壁ではなく、「人と人とのあいだに距離を置く」ということです。この一番極端な例が外出禁止令であり、物理的な壁を置くことにとても近い状況です。

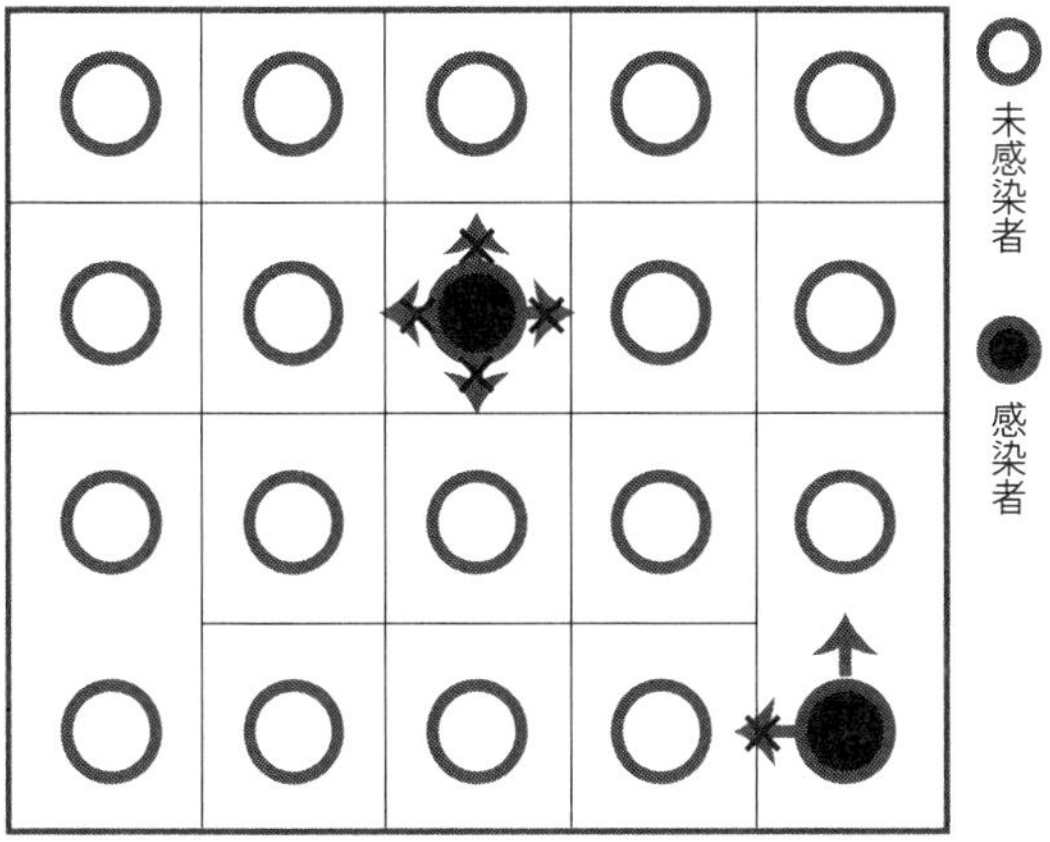

図6　壁を作って守る

図6では線が引いてありますが、これは壁をしめしています。この壁がきちんと機能しているところで、対策疲れや経済活動への負担（食料や電気など生活必需品の供給が止まるなど）などでこの壁を外せば、倍々ゲームが速やかに再開します。というのも、多くの人々に免疫がないからです。

理論的に考えると、完全な壁を設定して、例えば1ヶ月ぐらい、誰とも接触しないようにすれば、感染した人が回復して他者にうつさなくなるので、その後の感染はなくなるはずです。しかし、こうしたことは机上の空論であって、実際には壁が完全でなかったり、家族などの壁の中の集団内で順々に感染する場合があったり、海外からの流入を完全に防ぎきれないといった事情で、倍々ゲームが再開してしまうのです。

例えば、図6では完全に1人ずつ壁ができていない

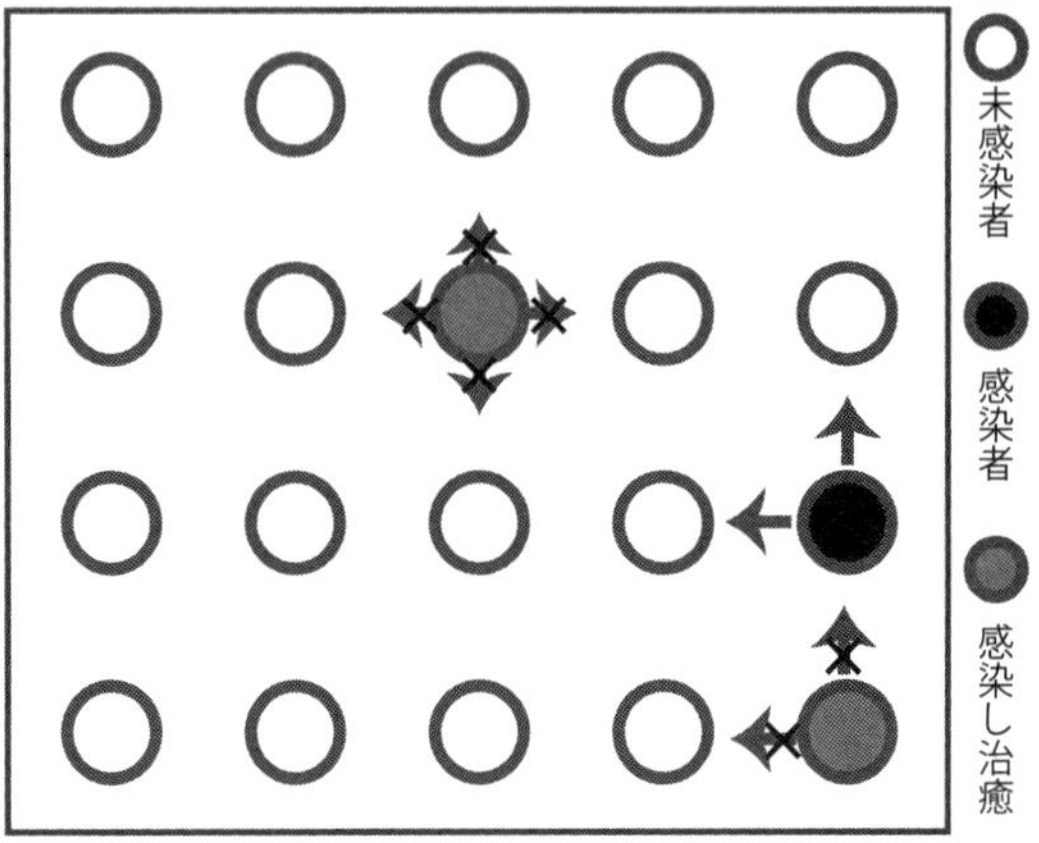

図7　壁が消えて倍々ゲーム再開

部分があります（左下と右下）。問題のケースは右下で、同じ壁の中にいた2人の間では感染が起きて、しかも感染時期にタイムラグが生じることになってしまいます。

図7は以上のことを図に示したものです。壁を作っている間に真ん中の●だった人は治って（グレーの○に変化）、人にうつすことはなくなりました。ところが、家族の中で壁がなかった右下では、家族に感染したため、この家族が新たに感染源となって倍々ゲームが再び始まるということになります。

では、これを防ぐためにはどうしたらよいでしょうか？　それは、壁をずっと作っておくことです。つまり人と人が接触しないような強力な対策を、効果的なワクチンや特効薬ができるまで、長期にわたって継続するということです。あるいは、流行期のイギリスが考えたように、いったん壁を外して感染が増えて医療のキャパシティを超えそうになったら再び壁を設定する必要があります。

感染症のことを理解するのが難しいと前述しましたが、政府や都道府県のリーダー、すなわち日本の為政者たちは、新型コロナウイルス対策の意味とその難しさを理解していなかったということです。いったん壁を作って対策が功を奏したと思っていましたが、その壁を外したら再び倍々ゲームが始まる、という感染症の基本法則を理解していなかったということになります。

最初の緊急事態宣言は２０２０年5月6日まででしたが、5月7日に解除して人々が自由に動き回ることになれば、他国の例に従えば7月あたりに感染の爆発が起こってもおかしくないはずで、実際そうなりました。もちろん、隔離されていない感染者を緊急事態宣言中に完全になくすことができれば話は別ですが、そこまでできるとは信じがたいからです。

さらに、壁をつくっても仕方のない状況もあります。

図8は、感染が進行して、いわゆる集団免疫ができつつある図5とほとんど同じで、違いは壁があることだけです。見てわかるように、この壁はほとんど意味がありません。●の感染者があちこち動き回って○と接触すれば感染することはありますが、その可能性は低いといえま

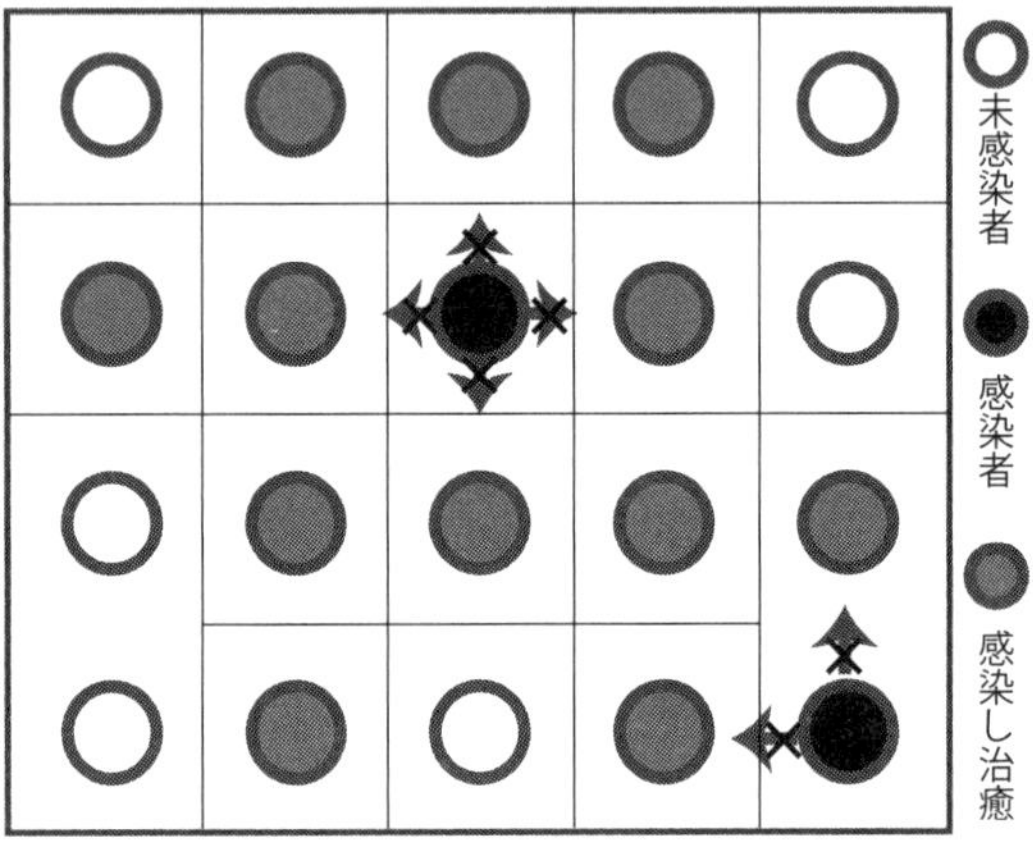

図8　壁を作っても無駄な場合

す。

当初、多くの人々はこんなばかげたこと（壁をはずせば倍々ゲームが再開する）はあり得ないと思い、私がメディアで同様の発言をするたびに、大きな批判が起こりました。しかし、実際にはこれが正しかったのです。というのも、コロナにかかっても症状がでない、無症候感染者が多く存在したからです。

イギリスでは当初からこのような「壁をつくる」モデルによるシミュレーションが行われ、国民の半数以上が感染しているという結果が出ました。

これは、イギリスでも大きな論争を引き起こしたのですが、正確な数字が把握されてはいなかったものの、武漢から日本に帰国した人のデータを使った研究では、感染者のうち30％は無症状、〈ダイヤモンドプリンセス号〉のデータを使った研究では約18％は無症状、イタリアの一都市についての研究者の報告では50〜75％が無症状、アイスランドの調査で50％が無症状だったという報道がありました。数字に大きな幅があったものの、現実をうけとめてそれに対して政策決定するという姿勢を、日本のコロナ担当者は全くと言ってよいほど持ちませんでした。

以上が、感染症の基本法則なのですが、これを理解すると、〝コロナに対する戦略がどのようにあるべきなのか〟というのは、ある程度推測可能になります。

すなわち、「感染症からはだれも逃げられない」という原理原則がうまれるのです。これは、感染症のパラドクスとも呼ぶべきものなのですが、これに関する私の発言にも、批判が飛び交いました。

感染症のパラドックス1――「逃げるよりも感染した方がいいかもしれない」

私たちは、何とか病気にかかりたくない、とその病気から何とか逃げ出そうとします。しかし、こと感染症に関しては当てはまらないところがあります。昔は、「麻疹（はしか）をもらいにいく」、という言葉があったように、かかってしまえばもう怖くない、つまり、その病気にいつかかるか気にしないでいられるという考え方がありました。

世界中の人を苦しめ、根絶されたあともなお、バイオテロの兵器として恐れられている天然痘も同様です。天然痘は、かかったら30％程度の人が命をおとし、なおったとしても醜いあばたや失明などの後遺症を残す、大感染症です。コロナのオミクロン株は、季節性インフルエンザと同等の、致死率約0・2％程度といわれていますので、天然痘がいかに恐ろしい病気であったかは、想像に難くありません。その天然痘も、一度かかったら二度とかかることはないことが明らかになっていました。

徳川家光の乳母として有名な春日局は、痘痕があったため、乳母として召し抱えられたといわれています。もちろん、彼女には他の才能もあったのは間違いないですが、当時、最も恐れられていた天然痘に既にかかった証があるということは、当時、将軍の乳母として、もっとも安全だということになります。

天然痘は、大和王権時代、〝もがさ〟と呼ばれて恐れられた感染症です。どんな高貴な人も、その感染症から逃れることはできませんでした。となれば、感染症を避けようとして逃げ続けようとしても、逃げれば逃げるほど、集団免疫に近い状態（多くの人が感染して、それ以上感染が広まらなくなる状態）に至るまで、逃げ続けなければならないという状況に陥ります。

いつまでも壁を作っておけば、社会経済が回らなくなりますし、逃げ続けることは精神的にも疲れます。こうした状況を避けるため、かかっても重症化したり、死亡する危険性が高くない人たち（若年層）の感染はある程度受け入れるという考え方が生まれてきます。実際、スウェーデンが最後まで行った、コロナに対する国家戦略はこの考えに基づくものでした。

日本では、パブリックヘルスを〝公衆衛生〟と訳しますが、私はこの訳があまりしっくりきません。というのも、〝公衆衛生〟という言葉からは〝衛生状態をよくすることが目的〟、という印象を受けてしまいます。戦後の日本では、〝衛生状態をよくする〟のがまさに国民の健康問題を解決するのとイコールでした。しかし、現在のパブリックヘルスの概念は、衛生状態をよくするという含意からは程遠い、もっと大きな意味を持っているからです。それは、〝集団全体の健康問題について、費用対効果に基づいて優先順位を立てること〟に他なりません。ところが、専門家と呼ばれる人たちも、この基本原則を理解していなかったのか、〝封じ込め〟に躍起になりました。

「公衆衛生の専門家」を標榜している分科会会長が、医療崩壊を防ぐために、行動制限と同義の「自粛」をよびかけました。日本の医療状況を考えると、初期は止むをえなかった、という意見もあるかもしれません。しかし、どういうわけか、「今ひと時の我慢」とか、「この2、3日が勝負」といった言動が目立つようになりました。この発言の背景には、コロナをはじめとする気道感染症に対して、〝なんとか罹らないで、逃げきりたい〟という考えがあると考えられます。しかし、これが必ずしも正しくないことは、まさに〝感染症のパラドクス〟そのものです。

人と人との接触を少なくすれば、確かに一時は感染者数が減るかもしれません。しかし、病気はコロナだけではありませんし、なによりも、人と接触しない生活を永久に継続することは、不可能に近いものです。人間は社会的動物と言われるとおり、他者とのかかわりなくして生きることは、健全な人生とはいえないでしょう。また、人の動きを止めれば経済活動は停滞します。その結果として、企業の業績悪化、倒産の増加などから、リストラ増加、それに伴う自殺増加の可能性が高くなることは、歴史を振り返っても明らかでした。

流行当初から私は、「ある一定程度の感染を許容しながら、社会経済を回すべき」との発言を繰り返しました。感染症からは逃れたい、との気持ちが、国全体に広がっていたのでしょう。発言のたびに、「木村は何を言っているのか。頭がおかしい」などの痛烈な批判を受けました。しかし、今となってみれば、「健全な社会や経済活動を維持するためには、重症化リスクの低い人々を中心に多くの人々が感染してしまったほうが、おそらく国全体としては長期的には望ましい」という意見に対して、流行当初ほどの反対はないのではないでしょうか。

新型コロナウイルスについては、重症化して死亡する割合は、高齢者や持病のある人々の方が大きいです。このことは、若い人々の死亡が多かった1918年の「スペイン風邪」とは決定的に異なります。〝若い人々でも重症化するから気を付けるべき〟という主張がまかりとおり、メディアでもこぞってこうした意見を珍重してきましたが、本来は確率で物事を考えるべきだと思います。若い人々であっても、交通事故や自殺やインフルエンザや風邪で亡くなる人もいます。〝若い人も死んだ〟というエピソードで脅したりするよりも、政策としては確率で議論してほしいものです。

感染症のパラドックス2――「強力な隔離対策を講じるほど、対策を講じる期間が長くなる」

これもまた、当初からの発言で物議をかもしたことです。これは、一般の人々の通常の思考パターンの反対です。通常、〝我慢すると早く解決する〟と考えます。けがなどでは、それがあてはまる場合が多いのですが、こと気道感染症の場合は、そうならないのです。我慢が功を奏すれば奏するほど、その我慢を長く続けることが必要になってしまいます。

中国が途中まで行っていたゼロコロナ政策のように、完全な封じ込めをめざした期間中のコロナの感染は、低く抑えられました。しかし、すでに世界的な流行が起こっていた状況下で、ゼロコロナ政策を継続することは困難でした。

中国が途中まで行っていた、隔離型の強力な対策を講じると、その集団に属する人々の免疫ができなくなるので、有効なワクチンが開発されて多くの人々が利用できるようになるまで、その対策を長期にわたって維持しないといけなくなります。しかも、国内における人と人との接触の制限にとどまらず、海外から来る人々も厳密に監視し続けないといけなくなります。こうした状況は、長期的には人々にとっても、社会にとっても相当な負担になります。

繰り返しになりますが、「ここ1～2週間が正念場」とか「今が正念場」といった言葉を分科会会長から何度も聞きましたが、本当は〝有効なワクチンなりができて、利用可能になるまでは、ずっと正念場〟ということです。そしてワクチンは開発されましたが、実際に多くの人に使用される前の治験結果で示されたような、感染を防ぐ能力はなかったようで、ワクチンを複数回接種しても、感染は広がっていきました。このような状況下においては、正念場がいつまでも続けられるわけはなく、コロナ疲れや、感染防御に対する飽きが出現してきます。

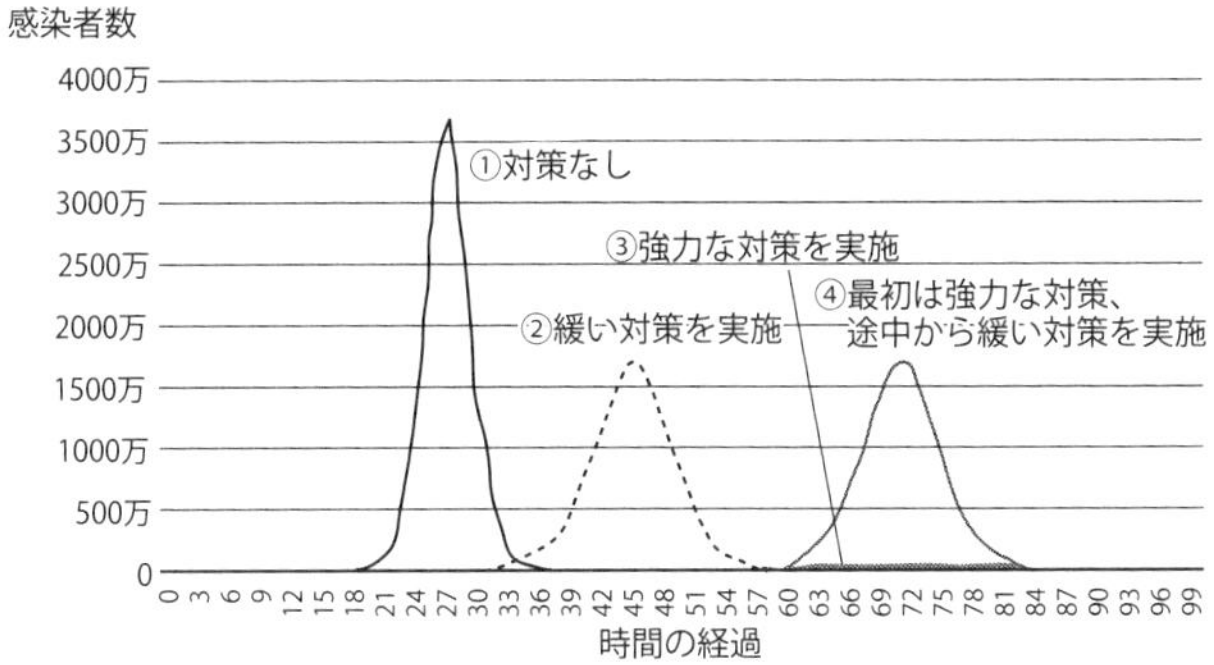

図9　対策の強さに応じた感染ピークのイメージ

図9は、この状況をＳＩＲモデルという統計モデルを使って示したものです。強力な隔離対策を続けると、感染者数は増えないのですが（x軸とほとんど重なっているので見にくいのですが、❸がこれに当たります）、最初は強力な対策を講じても途中で緩い対策に転じると（❹がこれに当たります）、最初から緩い対策の場合（❷の場合）と比べると、ピーク時点がずれるだけで、緩い対策を最初から講じる場合とあまり変わらなくなることがわかります。

❸のような強力な隔離対策をとり続ける間に、特効薬や有効なワクチンが利用できるようになればよいですが、これはギャンブル的な部分があります。実際には特効薬も、１００％に近い感染予防効果があるワクチンの開発もできませんでした。

図9をご覧になると気が付かれると思いますが、どの対策をとっても、山の部分のトータルの面積は変わらないのです。

❶の、対策をまったく行わなかった場合は、山の傾斜が大きくなりますが、❷、❸のなだらかな山の面積と比較すると、まったく同じです。

繰り返しになりますが、コロナを完全になくすことは不可能です。それゆえ、対策の方法としては、医療キャパシティが許せば、なんの対策も行わなければ、感染は早く収まります。

スウェーデン、中国を除くほとんどの国が行ったのは、感染が増えれば人の流れを止め、減ってくれば対策を緩める、というジグザグ対策でした。結果的に、こうしたジグザグ戦略は、スウェーデンの行った緩やかな感染対策（高齢者以外は、感染を許容しながら社会経済活動を回す）と、感染者数は変わらなかったのです。

中国は途中まで強固なゼロコロナ政策を行いましたが、永久に継続することはできずにやめました。人々が動き出したとたんに、感染者数が一気に膨れ上がったのは、皆様の記憶にも新しいのではないでしょうか。

高齢者と若年層のどちらがかかりやすいかで、対策を考える

何度も繰り返しますが、コロナのような風邪ウイルスは、消えてなくなりません。経済活動には命がかかっています。風邪ウイルスを抑えるために、ほかの要因で人命を犠牲にするという政策自体、私は間違っていると思います。流行当初、医療機関の準備ができていないのは、日本だけでなく他の国も同様でした。それゆえ一時期、人の流れをとめたり、重症化しやすい高齢者の行動制限をすることは、仕方のないことでした。

しかし、日本の場合は、医療キャパシティはほとんど増えませんでした。それは、医師会を代表とする医療業界が、コロナ患者を受け入れることを許容しなかったからです。

世界を見回したときに、最後までコロナを引きずっている国は日本だといえるでしょう。コロナが季節性インフルエンザと同等の感染症になった今でも、未だに多くの人がマスクをし、高齢者はコロナを恐れています。

医療機関や、高齢者施設では、コロナやインフルエンザといった気道感染症に対して、極度

に敏感になっているところも少なくありません。

　コロナ登場前、厚労省は高齢者の在宅医療を推し進めていました。そして、高齢者に対する過度な延命治療を抑制する方向で進んでいました。ところが、コロナによってそれがすべて変わってしまいました。高齢であっても、検査をしてコロナ陽性であれば、専門病院に入院し、誰との面会も許されませんでした。その中で死亡したとしても、コロナは特別な忌むべき感染症という社会通念上の合意のもと、家族は遺体にもさわれず、火葬も他の死亡者とは分けて行われました。

　これが通常の人間社会の姿なのでしょうか。高齢になれば、寿命を迎えて個体は死を迎えます。しかし、この生物としての人間の通常過程を、社会が受け入れなくなってしまったようです。この理由の一つとして、ＱＯＬ（Quality of Life）の概念が、日本のコロナ対策に代表される、医療政策には入っていないことが挙げられます。

　すなわち、幸福度を加味した寿命の概念が欠けているのです。厚労省は〝健康寿命〟なる概念を持ち出していますが、体の健康度だけではなく、人が幸福だと思える人生を送る助けをすることが、もっとも重要な医学の役割であって、それが医療政策に反映されていないのは、大きな問題であると思います。

私が、独立行政法人経済産業研究所 関沢洋一 上席研究員、京都大学大学院 藤井聡教授とともに、コロナ初期にまとめた論説をお読みいただけましたら幸いです。[*]

＊「高齢者と非高齢者の2トラック型の新型コロナウイルス対策について」
https://www.rieti.go.jp/jp/columns/a01_0584.html

ここまで、感染症の基本原理と、それに対してどのような対策を行うことが、理にかなっているかということを論じてきました。理にかなっていること、すなわち、科学的であることは、効果がある政策を行えることと同義であることがお判りいただけたのではないかと思います。

だれにとっても新たな感染症であった新型コロナに対して、世界中がその対策において試行錯誤を繰り返しました。それが一番わかりやすかったのはイギリスです。当初、イギリスは、社会経済を回すため、行動制限などを行わず、スウェーデンが最後まで取り続けた緩和戦略を選びました。ところがその一週間後、180度方向転換をして、ロックダウンを行うことを決定しました。その理由としては、それくらい強固な〝人との接触を避けること〟をしないと、医療キャパシティを超えてしまい、医療崩壊が起こることが予想されたためです。

コロナは風邪のウイルスです。「新しい風邪コロナウイルス」であったために、ほとんどの人は免疫をもたないため、多くの人が感染することが予想されました。また、コロナは結核やインフルエンザのように若年層を好む感染症ではなく、高齢者と親和性が高いため、高齢の人がかかると重症化のリスクが高くなります。それゆえ、65歳以上の人がコロナにかかることをできる限り少なくする必要がありました。

それは、高齢者がコロナに感染すると、重症化リスクが若年層と比べて高いため、病院に入院し治療を行う可能性が高くなります。肺炎が重症化したばあいは、人工呼吸器が必要になります。日本を含め、どんな先進国でも、人工呼吸器の数には限りがあります。また、人工呼吸器を扱える医師などの人材も無尽蔵ではありません。もし、コロナにかかって重症化した高齢者が増えすぎたら、人工呼吸器はその高齢者にうめつくされてしまい、交通事故などで若年層が呼吸器を必要とする状況になった場合、使える呼吸器がなくなってしまいます。これが医療崩壊です。医療崩壊は、ICU（集中治療室）から起こるのです。

「多数の国民生活」を維持する政策を考えるべき

日本のコロナ対策の最大の問題点は、系統だったデータがとられていないことにある中で、イギリスは最もデータ収集を行い、その時においては正しいと考えられる科学的根拠に基づいて政策決定を行ってきた国の代表例です。

社会経済を回すことはその国にとって最も重要なことですが、それを行うことによる弊害の方がリスクが高い、という判断がされ、所謂スウェーデン型の緩和戦略から、抑圧戦略に変更したのです。

どんな戦略が一番良かったのかは、よくわかりません。しかし、新しい疾患に関して、データに基づき、その時点で科学に基づいた最良の方法をとる、そして、それが間違っていたら速やかに方向転換をする、というのが、国民を守るもっとも有効な危機管理です。

また、エビデンスを得るために、許容範囲内のリスクをとる、というのもまた、重要です。ワクチンや新薬開発は、新しい感染症に対して、重要な政策の一つです。しかし、つくっても、それがどの程度効果があるか、また、副反応はどの程度生じるのかを見極めるには、実際の人集団を用いて確かめる必要があります。この方法が、前述した、RCTという疫学的手法です。

RCTを用いた効果判定を行う場合、感染確立などの様々な要因を基に、どれくらいの集団数が統計学的に必要かを算出します。これによってサンプル数（被験者の数）がきまります。

イギリスは統計学的に正しいデータをとるために、ヒューマンチャレンジトライアルという手法を導入しました。これはどういう方法かというと、若年層を被験者に選び、特にコロナ予防策を講じず、コロナ感染を意図的に多くする集団で、RCTを行うというやり方です。この方法は、日本で導入しようとしたら、「恐ろしいコロナウイルスにわざと感染させるようなやり方など、人道的にうけいれられない。人の命をなんと考えているのか⁈」という考えに基づき、到底受け入れられるはずもないものです。実際、このような状況をメディアで話すと、異口同音に、「とんでもない！　日本ではありえない！」というリアクションが、所謂専門家と呼ばれる人たちからも発せられました。

しかし、冷静に考えれば、イギリス政府がわざわざそのような批判を受ける可能性を知りながら酔狂でヒューマンチャレンジトライアルをするはずはないのです。なぜこの疫学調査を行ったかといえば、当初推計したよりも、感染がひろがっておらず、そのような状況でワクチンのRCTを行おうとしても、膨大なサンプル数が必要なだけでなく、いくら被験者をあつめても、ワクチンの効果判定が統計学的にできないという状況にあったからです。

特に、流行初期には感染者の増加はある程度許容しても、高齢者が感染して重症化するリスクを何とか抑える必要がありました。重症化予防と感染予防の効果（efficacy）が治験で確認されたとして、実際に使われ始めたワクチンが、実世界でどの程度の効果を持つのか（effectiveness）を見極めることは、医療キャパシティがどの程度まで高齢者の感染増加に対応できるのかということは、国の運営そのものに関連する大事でした。そのためには、その時点で最も信頼性の高いエビデンスを得ることが必要になります。繰り返しになりますが、信頼性の高い効果判定をすることは、政策決定に不可欠です。

冷静に考えれば、コロナにかかって重症化するリスクが高いのは、世界中どこでも、65歳以上の高齢者であり、若年者は感染しても、ほとんどが無症状か軽症です。

コロナ流行当初、重症化しやすい高齢者に対しては人との接触をできるだけ避け、非高齢者で社会経済を回す方法が、諸外国で提案されました。ヒューマンチャレンジという言葉から、〝非人道的〟という言葉が発せられたとしても、そこから得られる、集団における利益は、国を運営するための政策決定としては、頭ごなしに否定されるものではないと考えます。言い換えれば、〝非難を受けたとしても、最終的に多数の国民生活を維持する方法であると見極めた場合は、それを遂行する〟、というのが公衆衛生の専門家がすべきことなのです。

三　科学より古びた法律が大切⁉

「屋上屋」の危機管理庁

日本の医療政策（公衆衛生）が、エビデンスに基づいて行われていないことについて、歴史的背景も振り返りながら述べてきました。

今度は、日本の持つ、融通性のない政策運営に関してお話ししたいと思います。

一言でいえば、日本の法体系は、危機管理の理念からは遠く隔たっている、ということです。

これは、日本が「感染症に対する危機意識が極めて薄い」という状態をつくっているのです。

日本の危機管理の大きな問題点は、二つあります。系統だったデータをとる能力がないこと、その結果としてエビデンスに基づく科学的な政策決定ができない、危機管理ワクチンなどの新薬が国内でつくれない、ということです。これに関しては前述した通りです。

二つめとして、危機管理に対応した法体系になっておらず、いざというときに役に立たない、だれも責任をとらなくてすむ状況になっているという、非常に重要な問題です。

2023年9月1日、コロナ流行を機に、内閣官房に、内閣感染症危機管理統括庁（以下「危機管理庁」）が置かれました。「庁」と名がついていますが、デジタル庁や、復興庁などの外局、すなわち、本省と同列のものではなく、省庁に紐付けされた下部組織です。

この組織設立の理由は、感染症対策に厚労省とその他の組織（内閣官房）など複数の組織が関与してきたため、この縦割り行政を解消するため、となっています。

設立された理由としては、それまで感染症対策は、医療体制、ワクチン、検査、サーベイランス、クラスター対策、保健所支援といった政策分野は厚生労働省が担当し、緊急事態宣言など、社会経済にかかわる政策決定は内閣官房で担当してきたけれど、この役割分担を統括して、縦割り行政の弊害をなくすために、危機管理庁ができた旨、記されています。

危機管理庁創設時に指摘された課題は、以下のとおりです。

- 創設根拠となった新型コロナウイルス感染症対応に関する有識者会議は、委員の人数が少なく、また委員の人選が不透明であり、さらに会議の内容が不十分であったこと
- 人員が少ないこと
- 政府対策本部が置かれた場合、職員が権限のない対策本部事務局にも入る可能性が高いこと
- 法令上は内閣官房長官の所管であるが、担当大臣が置かれた場合は事実上の担務は担当大臣が担うこと
- 内閣官房と内閣府の組織が屋上屋を架するような形で乱立し、肥大化していること

また、職員の構成は以下のとおりです。

- **内閣感染症危機管理監**……庁務を掌理する。内閣総理大臣が内閣官房副長官の中から指名する者をもって充てる。
- **内閣感染症危機管理監補**……庁務を整理する。内閣総理大臣が内閣官房副長官補の中から

指名する者をもって充てる。

・**内閣感染症危機管理対策官**……命を受けて、内閣感染症危機管理統括庁の所掌事務に係る重要な政策に関する事務を総括整理し、及びその所掌事務のうち重要事項に係るものに参画する。厚生労働省の医務技監をもって充てる。

組織人事をみれば明らかなように、トップの内閣感染症危機管理監は、警察出身であり、現存する内閣危機管理室と、ほぼ変わらない組織が出来上がったということになります。ですので、創設の理念は立派ですが、まったくの屋上屋であることは間違いない事実といえます。定数は、発足時60人、通常の専従職員は38人、有事には300人態勢ということで、複数組織の寄せ集め部隊です。

現存の内閣危機管理室は、必ずしも、日本で能動的にできたわけではありません。

1979年、FEMA（アメリカ合衆国連邦緊急事態管理庁、Federal Emergency Management Agency）レオ・ボスナー氏が来日し、1年間の視察ののち、多くの提言を行いました。感染症を含めた、国家の危機管理体制に対して、十分でないと考えた日本が、アメリカに来日を依頼したからです。

ボスナー氏らの指摘を受けて、指揮命令系統の一体化がはかられることになりました。1998年1月のことです。具体的には、緊急事態と国が認識した場合は、内閣官房などが主体となった初動体制が敷かれることとなったのです。内閣情報調査室から総理、官房長官、危機管理審議官、ならびに、内閣危機管理監（現在は警視総監）、内閣官房副長官補（官僚）、危機管理審議官に速報が入り、官邸対策室ができます。対策室は、緊急参集チームと協議して、関係省庁の局長級が召集され、有事の種類、事態などに応じて、主幹府省庁が決定されます。当初の新型コロナなど、新たな健康危機と認識された場合、内閣官房新型インフルエンザ等対策室が、先導を取ることとなりました。

危機管理にそぐわない法体系――棲み分けの弊害、古い「水際作戦」

内閣危機管理室が作られたわけですが、2009年に流行した当時の新型インフルエンザ、また2020年から流行しているコロナに関しても、まったくといってよいほど機能しませんでした。

機能しなかった理由の一つとして挙げられるのが、危機管理にそぐわない法体系だと申し上げたのですが、具体的にどうなっているのか、述べていきたいと思います。

感染症の法律は、四つあります。検疫法と、感染症法、予防接種法、新型インフルエンザ等対策特別措置法（以下「特措法」）です。特措法は、２００９年の新型インフルエンザ流行をうけて、国民生活に大きな影響を与える感染症が発生した際に、政策として統括できるように作られた法律です。自然災害に対する災害対策基本法や、「武力攻撃事態等における国民の保護のための措置に関する法律」（国民保護法）を模範としてつくられたのです。しかし、四つの法律があるということは、それを所管する四つの部局が存在し（棲みわけがある）、有事の際には、これらの部局のすり合わせが必要、ということになります。国の機関を筆頭として、公務員の第一義は、〝法令順守〟です。ですので、どのように非効率的な法体系であったとしても、それから逸脱することをしないのです。

特に、ことを複雑化しているのが、国外法と国内法の問題です。国内発生が起こっていない感染症に対して対応するのが検疫法という法律で、具体的には、厚労省本省↓結核・感染症課

⇔検疫業務管理室→検疫所という厚労省ルートで情報伝達が行われます。

他方、ひとたび感染症の国内発生が生じた場合は、その主幹が、国内法（感染症法と特措法）に切り替わります。国内発生が起こった場合、検疫法は適用されず、保健所→地方自治体→厚労省という地方自治体主体の枠組みです。

２００９年のインフルエンザ流行では国際線ターミナルで、また、２０１４年に流行したデング熱では代々木公園などで、防護服を着た職員が消毒を行った光景を覚えていらっしゃる方も多いのではないでしょうか。

見た目は同じ防護服ですが、着ている職員は違います。インフルエンザの時は、「新しい感染症を日本に入れない」ことを目的としているため、空港で防護服を着て業務を行っていたのは、検疫所（厚生労働省）の職員です。一方、デング熱の消毒は、すでに国内で発生している感染症に対する業務ですので、消毒していたのは地方自治体（東京都）の職員です。

繰り返しになりますが、法律によって棲みわけがあり、公務員の存在意義は、〝法令順守〟です。そのため、厚労省の職員が、代々木公園の消毒を行うことはありませんし、東京都の職員が国際線ターミナルで防護服を着て作業をすることもありません。また、検疫所の職員が、国内線ターミナルに入って、業務を行うこともありません。

国と地方自治体の棲み分けは、例として国際線ターミナル内を区切りとし、地方自治体では県境などが区切りとなります。検疫所は、当該疾患の疑い例に対して「体温測定を一日2回して、体調を検疫所に伝えるよう、また、具合が悪くなったら感染症専門の医療機関を受診する、保健所に相談する」などと伝えますが、対象者がそうしなければならない法的な義務はなく、それらを強制する力も国にはありませんでした。現在は感染症危機管理庁ができたため、ある程度の強制力はできてきたと認識しますが、そうであっても、元々の法体系がかわっていないので、伝言ゲームが行われるだけであることに変わりはありません。

国内法としては、特措法と感染症法があり、これらはいずれも国内に感染症が入ってきた場合の法律で、特措法の中には、感染症法と「補完関係にある」という文言があります。これはまさしく、すり合わせが必要、という話です。

繰り返しますが、国家の危機と判断された場合は、内閣危機管理監がリーダーとなって初動体制が敷かれます。すなわち、危機管理監は総合調整役であり、主導はあくまでも監督官庁です。感染症の場合は、厚生労働省です。そうなると、平時の場合と同様のルート、すなわち、

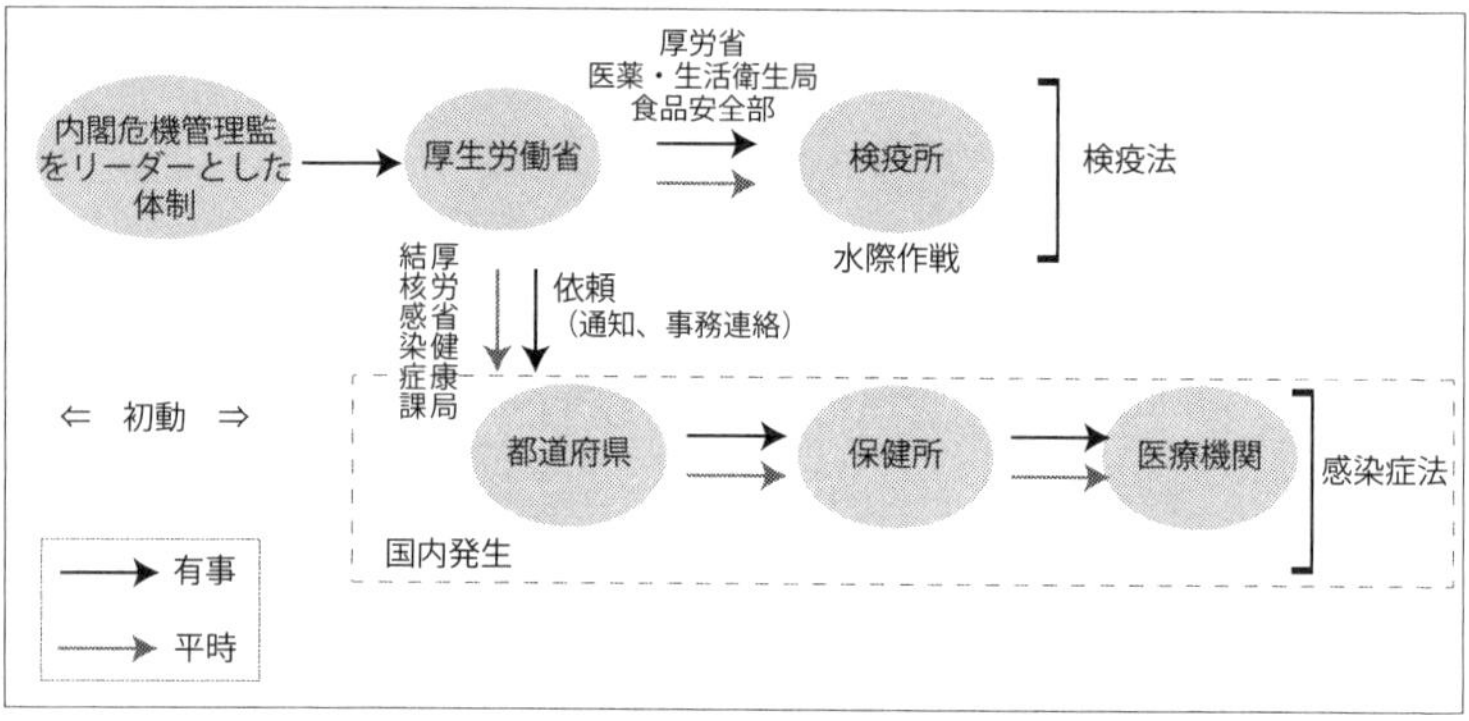

図10　外来感染症対策のイメージ

国内に入れないような水際作戦に過度に注力し、国内に関しては地方自治体に依存するところが大きいという、平時の体制とほぼ変わらないやり方で、対応が進んでゆくことになります。

実際、2009年のインフルエンザの際、防護服に身を包んだ検疫官が、「一人のインフルエンザの患者も入れてはいけない」というスローガンのもと、機内検疫や、空港検疫を行いました。こうした〝水際作戦〟の風景は、メディア受けしたのでしょう。どのテレビ局でも、防護服を見ない日はありませんでした。

検疫法は、昭和中期にできた古い法律です。当時は、海外からの人の移動は現在ほどではありませんでした。当時は船での移動がメインでした。人の移動速度は、感染症流行速度と密接に関係しています。すなわち、一つの流行地から次のエリアで流行が起こるまでにはタイムラグがあるということです。

しかし、現在は違います。メインの移動手段は航空機です。〝空に国境なし〟といわれるように、多くの人が次々に様々なエリアに移動します。また、トランジットも頻繁に行われるため、感染症の流行は、一つの流行地から次の流行地へ、という悠長なものではなく、同時多発的に起こります。

このような状況下において、〝水際作戦〟は、流行が日本に入ってくるまでのごく短い期間での国内対応でしかありません。いずれ国内に流行が入ってくることは、必至なのです。感染症の水際作戦が重要視されたのは、14、5世紀に世界で猛威を振るったペストの時代でした。イタリアの海岸線に40日間、船を留めおき、何とか国内に感染症が入ってくることを防ごうとしました。しかし結局、どの国もペストから逃れることはできなかったのです。

余談ですが、検疫（quarantine）はイタリア語の40が語源です。

危機に対する「体制の整備」をしようとしない日本

感染症の国内流入をとどめようとする動きは、１９１８年当時の新型インフルエンザであるスペイン風邪においても、世界中で行われました。実際、アメリカで、徹底的に水際作戦を展開した州は、なんの準備もせずスペイン風邪の猛威をふるった州と比して、その被害は少なかったという報告があります。すなわち、そのぶん、医療体制の準備に時間がかけられたからです。

しかし、日本では、2009年のインフルエンザのときも、今回のコロナ流行に対しても、水際作戦は、「国内流行に備えて医療体制の準備をする」ためのものではなく、「水際作戦で、感染症の流入を阻止する」という、まったく意味のちがうものとして活用されました。時代錯誤も甚だしいといえます。

実際、2009年の新型インフルエンザ初発例は、渡航歴のない、国内在住の高校生でした。コロナに対しても、2009年の新型インフルエンザと同様の問題が生じました。地方自治体は国からの通知や事務連絡を受け取るのですが、それを現実的にどう適応させるかは、地方自治体ごとに違ってきます。今回のコロナでも、感染者が国と地方をまたいだように、複数の地方自治体をまたぐことも十分想定されるので、地方自治体どうしのすり合わせをしっかりとしておかないと、実際に事が起こった時、スムースに物事が進まなくなるのは、記憶にあたらしいところです。

こうした状況は、クリントン政権時代、FEMA長官を務めたジェームズ・ウィット氏の指摘そのものです。氏は講演で、「日本は、多くの異なる省庁が異なる責任をもっているようである（中略）どこが総括的な計画をもっているのか、どうやって一緒に協力していくか、どうやって資源を調節するのか。中央のレベルから実際の地方のレベルまでどのように協力し、どうやって一定の資源から最大の効果を引き出すのか。資源は限定されており、いかにむだを省くかなどの計画はあるのかがはっきりしない」としています。

ウィット氏の指摘が的を射たものであったことは、コロナ騒動においても明らかになりました。

国の危機とは、暴動や犯罪だけではなく、多岐にわたります。特に、感染症が世界を揺るがす大きな因子であることが、周知されました。もとをたどれば、第Ⅱ部でくわしくふれる蟻田功先生が根絶した天然痘ウイルスの危険性を強く訴えた、同僚のD・A・ヘンダーソンの危惧があたってしまったことに他ならないとも言えます。その事実を最初に知らしめたのが、世界初のバイオテロ未遂でした。後にふれますが、これはオウム真理教によって企てられました。

ところが、当の日本は、その脅威に対する敏感度が低かったせいか、あるいは、見なければならないものから目を背ける精神が勝ったのか、事の重要性を認識せずに今にいたっています。その結果として、コロナという感染症は、国家の大事であったにもかかわらず、厚労省マターとして処理されたのでした。こうした、有事を有事として対応できない日本の〝なんちゃって〟危機管理体制のしっぺ返しをうけたのは、他のだれでもなく、国民でした。

コロナの「さざ波」にも耐えられなかった日本の医療

今回のコロナ感染症は、致死性については、高齢者や免疫的弱者を除いて、通常の季節性インフルエンザ程度であったのですが、人間にとっては新しい感染症でしたので、重症者の数自体は高齢者を中心に多くなりました。特に、重症度が重くなれば、肺炎を併発し、場合によっては呼吸が自分で行えないため、人工呼吸器が必要になりました。

日本は、世界一の病床数を持っていますが、通常から人工呼吸器を必要としている人も多く、超高齢化社会であり、高齢者感染が広まったとき、高齢者が人工呼吸器を埋めてしまい、事故などで若年層が呼吸器を必要になったとしても、人工呼吸器をつなぐことができなくなる状況(医療崩壊)の可能性が、流行当初から、救急医療学会などで指摘されていました。

蓋をあけてみれば、どういうわけか、日本は欧米のように〝感染者や死亡者が多くなって医療ひっ迫〟という状況は起こりませんでした。私が、「日本の(コロナの)波は、欧米のそれとくらべたら、〝さざ波〟だ！」とテレビで発言を繰り返したように、日本の波は、認識できるには小さすぎる波でした。ところが、その〝さざ波〟に対しても、病床数世界一を誇る日本の医療は耐えられなかったのです。

その結果として、まだ、交通事故による死亡者数よりコロナによる死亡者が少ない状況下で、いわゆる〝緊急事態宣言〟が出されました。

なぜこのようなことが起こったかといえば、コロナ流行初期、全国140万床の中で、コロナ患者を受け入れたのはわずか2％でした。その後、政府の様々な呼びかけで増えましたが、それでも、コロナ受け入れ医療機関は数％に満たなかったのです。この理由として、日本の医療体制の特殊性があります。日本は、その80％以上が私的医療機関であり、政府のいうことを聞かなかったのです。毎日、「日本はいずれニューヨークのようになる」というマスメディアの扇動もともなって、特に高齢者の開業医は、自分たちがコロナにかかるのを恐れて、「発熱者お断り」を堂々と掲げたのです。

そのため、コロナによる重症者を受け入れる医療機関には、大きな負荷がかかりました。本来起こるはずのない医療崩壊が生じる危険性が出てきたのでした。

緊急事態宣言の発出に伴い、国民には、行動制限と同義の〝自粛〟が言い渡されました。飲食店は休業を余儀なくされました。企業は社員の出社を原則禁止し、リモートワークが中心となりました。

コロナ流行前は日常的であった朝晩の電車の混雑もまったくみられなくなりました。社会経済活動がほぼ停止状態になったのです。交通事故死より少なく、なおかつ、死亡者の多くが80代以降の高齢者である疾患に対して、なぜここまでする必要があるのでしょうか。かかってもほとんどが無症状か、軽症である若年層に対しても、〝高齢者にうつさないように〟という名目で自粛が余儀なくされ、予防効果がよくわからないマスク着用を半強制されました。ある小学校では、夏の時期、授業中、マラソンで小学生が死亡しました。この生徒はマスクをしていた可能性が高いことがわかっています。

こうした、科学的根拠が極めて乏しいコロナ政策を、世界中で最後までひきずっている国は、日本だけです。いまだに、多くの人がマスクをし、2024年元旦に起こった能登の被災地では、マスクをせずに現地入りした政治家が、袋叩きにあっています。これが先進国の姿なのかと疑いたくなります。

日本の大きな文化であった居酒屋も、店じまいを余儀なくされています。政治家の人気取りともいえるコロナ補助金制度などで、年金も減額されています。また、こうした社会経済の低迷の影響を強く受ける、女性の非正規雇用者の失業が多くなりました。その結果と考えられる、女性の自殺増加は大きな問題です。また、マスクをすることによって、人の表情がわからない環境で育った子供たちの成長過程への影響も、無視できない問題です。

〝人の命は地球より重い〟のです。

II

かつてはすごい日本人もいた！

——天然痘を根絶した蟻田功——

一　日本の星、蟻田功

三人の恩師――D・A・ヘンダーソン、蟻田功、G・W・カムストック

私が蟻田功《ありたいさお》先生を知ったのは、初代天然痘根絶チームのリーダーをつとめた、D・A・ヘンダーソン先生（以下「DA」）からでした。

蟻田先生との出会いをお話しする前に、DAについて書きたいと思います。というのは、DAと蟻田先生は、天然痘という人類の脅威にわずかな人数で立ち向かい、WHOという大きな組織と時には強く意見を闘わせながら、地球上から天然痘を根絶した、強いきずなで結ばれた二人だからです。DAを語るとき蟻田先生をぬきで語ることはできないし、逆もまた、然りです。

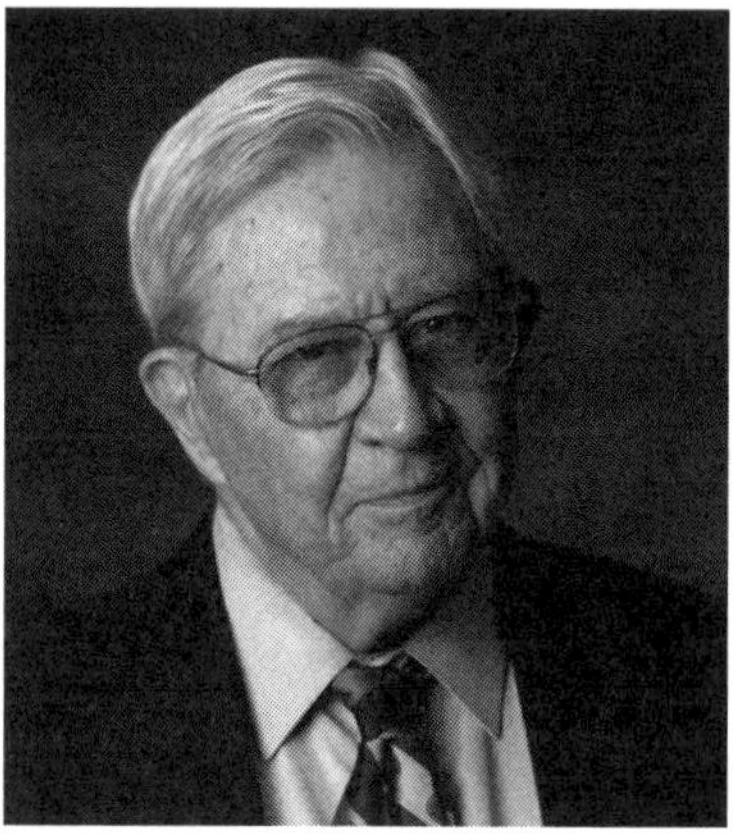

ドナルド・A・ヘンダーソン

D. A. Henderson，1928-2016 年。1966 年より WHO の世界天然痘根絶対策初代本部長、1977 年からジョンズ・ホプキンス大学公衆衛生大学院長をつとめた。

乳飲み子である双子の娘たちをつれて、私はアメリカ、ジョンズ・ホプキンス大学公衆衛生大学院に入学しました。当時、国際機関で働くことを考えていた私にむかって、指導教官たちは、「WHOに行きたいのならDAと話をしたほうがよい。ただ、彼はバカとは話をしないから、アポをとって、2回目以降に会ってもらえる確率は半分と考えたほうがいいよ。Good Luck!」といって送り出しました。

DAはすでに、ジョンズ・ホプキンス公衆衛生大学院長を退いていました。ホプキンスの教授室で出会ったDAは、〝国際機関で働きたい〟などの私の話を、ずっと黙ったまま聞いていました。

「君がWHOにいったら、WHOも喜ぶだろう。推薦状を書くよ。けれど、WHOは僕の名前が入っているのを快く思わないかもしれない。何しろ、僕はＷＨＯと大喧嘩して辞めてきたからね」

ウインク交じりに言ったＤＡは、それからというもの、国際機関に関係する会議には、必ずと言ってよいほど私を連れて行きました。時には、足がすくむような各国の高官の集まる会議であっても、「思ったことがあったら、自由に発言して良いよ」と伝えられました。

実際その言葉通り、どんな場面であっても、私が発言することを積極的に促してくれました。ＤＡは、ジョンズ・ホプキンスを離れたあと、コリン・パウエル時代、実質上、保健省のメディカルサイドのトップとなり、大統領自由勲章（日本でいう勲一等）を受章しました。私は厚労省時代、ＷＨＯやＣＤＣの会議がアメリカで開催される際は、彼のオフィスを訪れました。会議のメンバーは、「今からＤＡに会いに行く」と私が話すと、異口同音の「ＷＯＷ！」というほどの、まさに〝ビッグガイ〟でした。

すこし、話はそれますが、私は、蟻田先生とＤＡの他、もう一人の恩師がいます。Mr. ＢＣＧとの異名をとった、Ｇ・Ｗ・カムストック先生です。カムストック先生は「近代疫学の父」と称され、「世界のＧＤＰを動かす大感染症」と恐れられた結核対策において、ＲＣＴ（ランダム

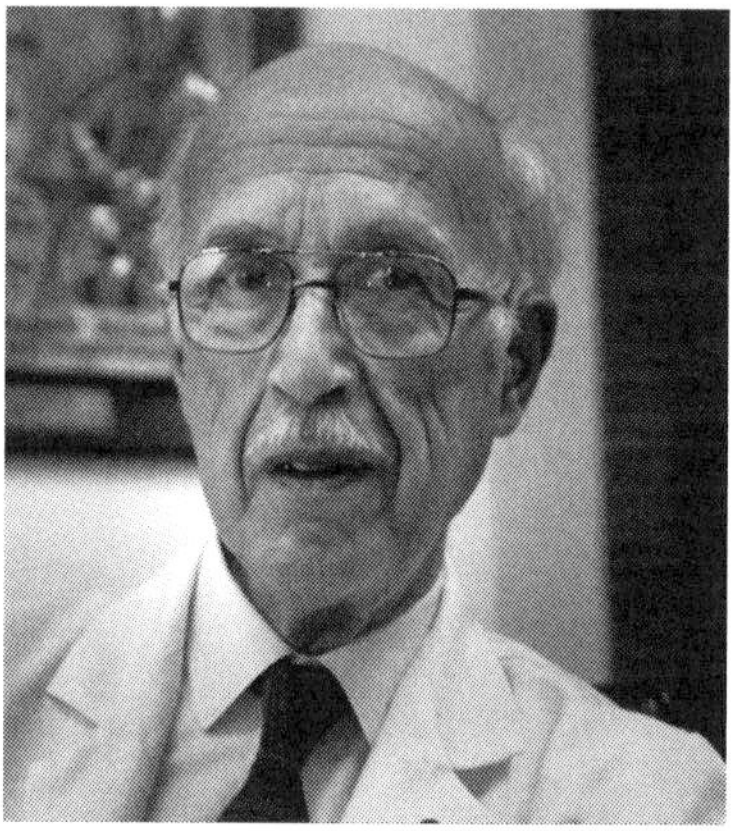

G. W. カムストック

George W. Comstock, 1915-2007 年。米国公衆衛生局を経て、ジョンズ・ホプキンス大学公衆衛生大学院で教鞭をとる。

化比較試験）という手法を用い、ＢＣＧ（結核予防ワクチン）の効果判定を行いました。

American Journal of Epidemiology のChief editorをつとめ、前立腺がんの全身転移で痛みが強い中でも、思考力が低下するという理由からモルヒネを一切使用せず、山のように積みあがった論文の査読を行いながら息を引き取りました。

公衆衛生大学院では、毎年、疫学講座を指導していました。特に、公衆衛生学の基礎である疫学総論は、週3回の講義とラボとよばれる演習があり、グループごとに分かれて、議論しながら問題を解くという実技の時間でした。このラボには、指導教官が何人かおり、学生の質問に個別に対応します。カムストック先生は、おそらく私が何十回も聞いたであろう午前中の講義に出て、午後はラボの指導教官として、学生の指導に当たっていました。

シンガポールの眼科医と同じグループになったのですが、その際、彼が私にこうささやきました。

「彼を知っているかい？　Dr.カムストックだよ。*American Journal of Epidemiology* のChief editorをしている、超有名人だ。僕たちは、彼に直接、Ｅｐｉ（疫学）を教えてもらえるなんて、ラッキーだ！」

それが、カムストック先生との最初の出会いでした。カムストック先生は、家族ぐるみで私たちを受け入れてくれ、論文を共著で出し、彼のクラスのティーチング・アシスタントとして働くこともできました。カムストック先生は、〝学生に教える時間がなくなるから〟という理由で、ジョンズ・ホプキンス大学公衆衛生院長や疫学部長といったポストを断り続け、生涯、学生に直接指導する一教授として人生を終えました。

蟻田先生、ＤＡ、そしてカムストック先生といった、業績だけでなく、人として尊敬できる恩師に同時期に出会えたことは、私の人生にとってもっとも充実し、幸福なことの一つでした。

話をＤＡに戻しましょう。

彼は、「日本に行く機会があったら、イサオと会ったほうがよい」といつでも私に言っていました。

実際その夢が現実となったのは、迷った末にアメリカでの生活を終え、公益財団法人結核予防会に入ってからでした。日本に帰ることをＤＡに伝えると、蟻田先生にメールを打ってくれたのでした。

蟻田功という名前は、国際保健に携わる人間にとって、神様のような存在でした。もともと医系技官として厚労省に入省したのですが、途中から、ＷＨＯのアフリカ地域事務局で感染症対策に携わり、ジュネーヴのＷＨＯ本部にうつって天然痘根絶を成し遂げた偉人です。その経

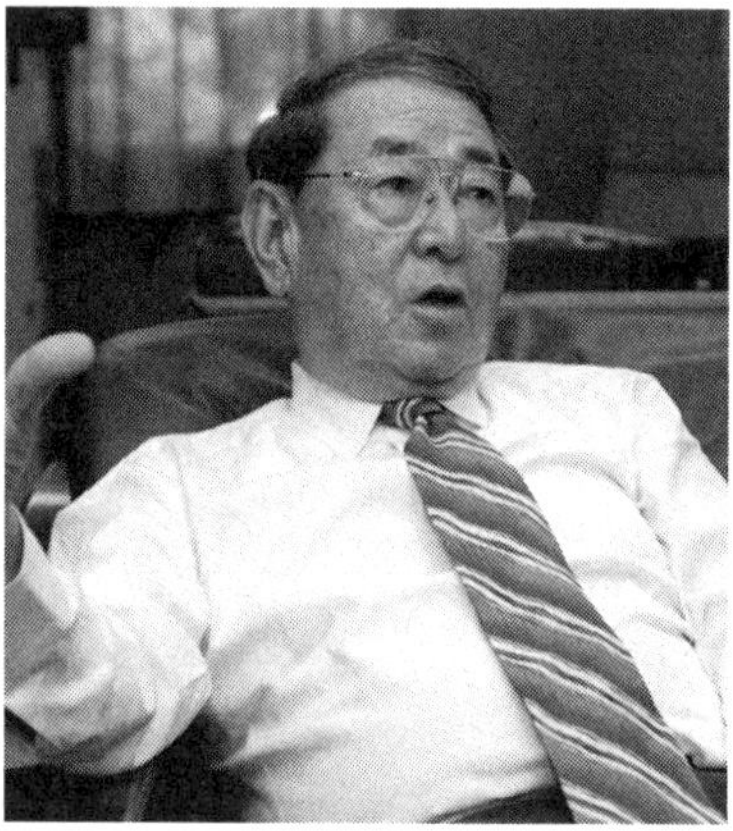

蟻田 功

1926-2023年。1950年に厚生省に医系技官として入省。1962年からWHOスタッフ。天然痘根絶により1980年朝日賞、88年日本国際賞。

著書に『天然痘根絶　ターゲット・0』(毎日新聞社、1979)、『地球上から天然痘が消えた日　科学・技術の最前線2　国際医療協力の勝利』(あすなろ書房、1991)、『「外」の世界　シリーズ・私を語る』(熊本日日新聞社、1997)他。

(写真提供・共同通信社)

歴もさることながら、〝厳しい人〟としても名前が通っていました。

蟻田先生と初めて話したのは、キャピトルホテル東急のラウンジでした。WHOをDAとともに辞めた蟻田先生は、熊本の一財団の理事長になりましたが、厚労省の仕事もしており、東京での滞在先でお目にかかったというわけです。

「熊本の蟻田です」

私はこの時の蟻田先生の声と姿を、昨日のように鮮明に覚えています。

「DAが、あなたに是非会ってやってくれというのですよ」

厳しいけれど、人を包み込むような包容力のある声でした。私は、DAにもそうしたように、蟻田先生に対しても、〝日本の国際社会での立場に対して自分の感じていること〟、〝国際機関で仕事をしたいこと〟を、とにかく何とか伝えたい一心で話しました。黙って私の話を聞いていた蟻田先生は、こう言いました。

「僕はね、だれの推薦状も書かないんですよ。でも、あなたの推薦状は書きましょう」。

私はその言葉を聞いてびっくりしました。蟻田先生に推薦状を書いてもらうことなど、夢にも思わず、ただ、話を聞いてほしいという気持ちで面会を申し込んだのですが、思いもかけない対応に、感激のあまり、言葉をなくしました。

ＢＣＧを批判して、結核予防会を辞めさせられ厚労省へ

私が帰国して結核予防会に就職したいきさつは、「結核の神様」（Mr.ＢＣＧ）を師にもつ私を、結核予防会が欲しがったという理由からです。カムストックは、近代疫学のツールであるＲＣＴ（ランダム化比較試験）という手法を用い、ＣＤＣを率いて、大規模な、ＢＣＧの効果判定を行いました。１９６０年当時、ＷＨＯは結核予防ワクチンとしてＢＣＧを大々的に売り出すキャンペーンを行ったのですが、アメリカ政府は、果たしてこのワクチンが本当に効果があるかどうかを見極めるため、カムストックらのグループが、効果判定を実行したのです。

ＲＣＴという手法に関しては、第Ⅰ部でもふれましたが、ここでも少し説明しておきたいと思います。

近ごろ日本でも、「エビデンス」（科学的根拠）に基づく医療」（ＥＢＭ　evidence-based medicine）や、「エビデンスに基づく政策立案」（ＥＢＰＭ　Evidence Based Policy Making）という言葉が聞かれま

すが、エビデンスは、疫学データ（ヒトの集団を用いて行った調査研究）を基に構築されます。そのエビデンスの信頼性が最も高いものが、ＲＣＴという手法です。

例えば、「ある食品Ａを食べると、寿命がのびる」という仮説があったとします。仮説というのは、まだそうだと証明されていない考え方や、方法です。そこで、この仮説が本当なのかを検証する（因果関係があるかどうか）必要があります。この証明の仕方でもっとも信頼性の高い手法がＲＣＴなのです。

カムストックらは、何百万人という集団から、〝ＢＣＧの結核感染予防に関しては、効果が不明〟という結論を出しました。アメリカは、本書第Ⅰ部でもふれた通り、「ワクチンが大好きな国」というイメージがあるかもしれませんが、正しくは、〝効果があるワクチンは使うけれど、効果がないものは使わない〟という国です。それゆえ、アメリカは国策としてＢＣＧを導入することはありませんでした。

効果があるワクチンは、その病気の重症化を抑えたり、根絶することができます。しかし、効果がないものはそれができません。日本は、アメリカとは正反対の結核政策をとりました。すなわち、ＢＣＧ接種を国策として導入し、今でも継続しています。

前にも書いた通り、結核の新規感染者は人口10万対で、日本９・５人、アメリカ２・６人です。3倍以上の差があります。この数字から見ても、ワクチンなどの医療政策決定には、そのツールの効果判定が極めて重要であることを教えられます。

こうした、エビデンスに基づく医療政策は、残念ながら日本には導入されませんでした。結核予防会に入った私は、あまりのカルチャーギャップに驚きました。しかし、日本の感染症対策を少しでも世界スタンダードに近づけたい、という気持ちを強く持っていましたから、予防会のトップにも、研究所の上司にも、自分の意見を率直に伝えました。おそらくはそのような私を煙たく思ったのでしょう。

「あなたの将来のためだから、辞表を書いてもらえないか」

当時の結核予防会結核研究所所長である森亨氏、その大学の同期である石川副所長から、何度も呼ばれました。私が結核予防会に就職するにあたっては、何度も日本に呼んでは、美辞麗句を並べて、就職するように懇願してきた組織に対して、意見が合わなければ、このように手の平を返すという状況に対して、私は憤りを感じました。しかし同時に、「こんな組織にいても仕方ない」と思うようになり、彼らの提案を受け入れ、私は厚労省というところにうつることになり、大臣官房統計情報部のＩＣＤ室長となりました（後述します）。

まさに、結核予防会から厚労省にうつったその時期に、蟻田先生とお目にかかったのでした。

国際機関で仕事ができない恥ずべき日本の役人

ちょうどその時、WHO本部に感染症対策のP5ポストの募集がありました。国連職員にはいくつかの種類がありますが、その中でPというのは、Professionalすなわち専門職のことです。ちなみに他にはA（Administration）、D（Director）があります。Aは事務職、Dは部長職以上の管理職です。

Pには1から5までの段階があります。P1と呼ばれるのは、アソシエイト・プロフェッショナルと呼ばれる、いわばインターンのような立場です。これと比して、P5は外交官扱いです。数字が一つ違うだけで、待遇が大きく異なるのが、国連ポストの現実です。特に、P4とP5には、外交官特権が与えられるかそうでないか（給与も含めて）、天と地ほどの差になります。ちなみにP5の上のポストはDレベルになります。

国連職員の数はその国の拠出額に応じて決定される、というルールがあります。ところが、日本の場合は、国連に対する拠出額に比して、正規職員の数が少ない状況にあります。

その原因の多くが、各省庁からの出向者、いわゆる〝ひも付き〟です。出向者はP5以上のポストが与えられます。

厚労省はこの出向者が、他の省庁と比べて多い機関です。そして、WHOの出向者の多くは厚労省からであり、厚労省でなかったとしても、厚労省のお墨付きがなければ出向は難しい状況にあります。

残念ながら、厚労省からの出向者の評判は芳しくはありませんでした。私のICD室長時代

表1　各国の国連への拠出額比較(2022年)

	分担率(%)	分担金額(百万ドル)
米国	22.000	693.4
中国	15.254	438.2
日本	8.033	230.8
ドイツ	6.111	175.5
英国	4.375	125.7
フランス	4.318	124.0
イタリア	3.189	91.6
カナダ	2.628	75.5
韓国	2.574	73.9
スペイン	2.134	61.3
豪州	2.111	60.6
ブラジル	2.013	57.8
ロシア	1.866	53.6
オランダ	1.377	39.6
メキシコ	1.221	35.1
サウジアラビア	1.184	34.0
スイス	1.134	32.6
インド	1.044	30.0
スウェーデン	0.871	25.0
トルコ	0.845	24.3
その他(173か国)	15.718	451.5
合計	100.000	2,934.1

出典：
https://www.mofa.go.jp/mofaj/gaiko/jp_un/yosan.html

のWHOのカウンターパートの職員は、定例の国際会議の場で私にこう言いました。

「Moriyoには愉快な話ではないだろうが、日本のひも付きは評判がよくない。日本の厚労省からの出向者で、2年間の任期のなかで、毎週ヨーロッパ各地を遊び歩き、秘書にたった2枚の報告書を書かせて帰った日本人がいる。有名な話だ。」

この人は、厚労省の医系技官（医師の資格をもった国家公務員）で、まさにP5のポジションで出向してきました。出向者はP5以上のポストで出向するのが決まりです。

このような出向者がいれば、〝日本人は（国際機関で）仕事をしない〟という噂はついてまわります。日本人の国際公務員の出向者の数が、その拠出額にあっていないほど少ないという理由の一原因がまさにここにある、と私は思っています。

国際機関というのは、各国がその力を示す国際舞台ですから、このような悪例があれば、当然他国は、それみたことか、と日本人を採用しない方向にベクトルが向かいます。人事担当も、ある特定の国からのサポートを受けていますから、国際機関での日本人の地位は上がらないのは当然です。

国連機関の正職員を目指す日本人職員の多くは、P5という高いポストで入職するわけではありません。時には、P1から入ってゆきます。彼らがいくら努力をしても、例えばWHOにおいて厚労省がサポートしてくれない限り、高位のポストにつくのは極めて難しいのです。

つい昨年にも、医系技官出向者の恥ずべき行為が明らかになりました。この人は葛西氏といって、WHOの西大平洋地域事務局長をつとめていました。新型コロナの分科会長である尾身茂氏の後任です。彼は、英語力は堪能でしたが、人としては最低の人物でした。10年以上前から、WHOにおいて、セクハラ、パワハラの話は尽きず、とうとうこれでWHOを懲戒免職されました。

一時期報道されましたが、あっという間に報道されなくなったのは、まさに厚労省の力といってよいでしょう。

厚労省の悪口ばかりになってしまいました。

さて、何はともあれ、私は、蟻田先生とDAの推薦状のおかげで、前述したP5のポストの面接を受けることになりました。候補者は私を含めて3人でした。

ジュネーヴで面接を受けたのですが、こともあろうに、私は面接官の一人と大げんかをしてしまいました。

当然のことながら、失格となりました。

蟻田先生は、結果が公表される前に、

「あなたは選ばれなかった」

と私に電話をくれました。

申し訳ない気持ちでいっぱいでした。しかし同時に、違う意見を言うことは、間違っていなかったと今でも思っています。

蟻田先生はこの後も、私に短期のコンサルタントとして、ジュネーヴに行くことを勧めました。私が応募したポストは2年の任期でしたが、国際機関で仕事をしている人たちの中には、short termのポストで2、3か月仕事をし、その仕事ぶりによって、正規職員になってゆく人たちが多くいます。

ＩＣＤ（国際疾病分類）室長として――ＩＣＤ―10からＩＣＤ―11へ

厚労省でＩＣＤ室長となった私には、多くの海外出張の機会が訪れました。もともと、ＩＣＤ室長というのは、国際疾病分類とよばれるＩＣＤ（International Statistical Classification of

Diseases and Related Health Problems）を管理するのが仕事です。ＩＣＤは、例えば保険や、会社の疾病管理などで広く使われています。国際分類ですから、そのアップデイトなどのために、各国の代表が集まって、話し合いをします。

データヘルスが叫ばれている今日でいえば、非常に重要なポストであるはずなのに、どういうわけか、閑職でした。年に一度の国際会議の総会に出席すること以外、海外出張はなく、厚労省の花形とは程遠い部署でした。室長といっても、兼任の室長補佐は数多くいますが、名のみで、実際は係長一人、そして、健康問題を抱えた係員の3人という小さな所帯でした。

ＩＣＤ室長に就任してほどなく、ブリスベンの総会に出席した私は、驚きました。ひきつぎをされていた内容とは程遠い世界で、私はワクワクしてしまいました。何といっても、医療情報を扱うための〝ものさし〟がＩＣＤであり、それを決定するのが私たちだったわけです。

特に、私がいた時は、年に一度の改訂が行われるはずのＩＣＤがいつまでもＩＣＤ―10のままで、いつになったらＩＣＤ―11にできるのかが大きな課題でした。

また、国際分類とはいっても、もともとは統計をとるために作られていた分類が、医療費の支払いや保険に使われるようになっており、各国の保険制度も違っているために、その国独自のICD亜分類（ICD―XM　Mは、Modification）を、WHOとしてどう管理してゆくのかが、現実的な議論の争点でした。

日本においては、医療費は1割から3割が患者負担、残りの7割以上が、医療保険から支払われます。そして医療費の効率化を進めるうえで、出来高払いから、2003年に導入された包括払いという方向に進んでいます。

例えば、心臓の病気で入院したとしましょう。従来の出来高払いというのは、1点10円で、基本的な入院料の他に、検査などの処置、薬（点滴なども含む）など、投入した医療サービスごとに点数が加算されてきます。

包括払いというのは、あらかじめ、入院や検査、薬というのが疾患によって定額化されている、〝まとめ〟と呼ばれる支払方法です。言い換えると〝医療のサブスク〟といえばわかりやすいでしょうか。「包括払い」には、疾患によって医療費の総額がきまっているために、不必要な検査や、医療費の無駄が防げるという利点があります。

さらに、心臓疾患といっても多くの診断名がありますので、似たような診断名がつく病気を同一グループとして扱う、という概念が、包括払いにおける、疾患群という概念です。本来、統計分類であったICDが、医療経済、医療経営ともかかわってくるようになってきたため、日本の認識とはまったく違った世界が、そこにはありました。

「意見をいう日本人をはじめて見た！」

私は、この国際会議で、仲間としてみとめられたようで、定期的に開かれる電話会議や、アメリカ、ジュネーヴなどでの会議にも呼ばれるようになりました。日本の予算で行けるのは、年に一度の総会だけですから、そのほかは、アメリカCDCやWHOの予算で行っていました。

「あなた、Ｌｅｅさんにお会いなさい」

私がジュネーヴでの会議に参加することを蟻田先生に伝えたとき、こういわれました。

Ｌｅｅさんとは J・W・LEE（李鍾郁）、当時のWHO事務局長（Director General）というWHOのトップです。ちなみに現在のWHOトップはエチオピア出身のテドロス氏です。

Dr.Ｌｅｅは韓国人で、奥様が日本人という親日派で、蟻田先生とは旧知の間柄でした。

ICDの会議の合間に、私はDG室でDr.Ｌｅｅと会うことになりました。Ｌｅｅ先生は、日本語で、「2、3か月ジュネーヴにいらっしゃいませんか。相応のポストは用意します」

誰もが二つ返事で返答するようなオファーでした。

しかし、私はそのお誘いに対して即答できないでいました。

私が結核予防会からの帰国の誘いを受け入れた理由が、母の健康問題でした。介護が必要な状況になっていました。母は、私が13歳で父が亡くなった直後、難しい疾患を発病しました。私が医学部を志したのも、母を診るため、の要素が大きかったのです。

病身をおして、アメリカに娘たちの世話をするために来てくれた母をおいて、そして、娘たちを預けて、何か月も家をあけられるだろうか。母は、「ジュネーヴに行きなさい。なんとかするから」と言ってくれました。しかし、私はその言葉に素直に従うことはできませんでした。

2週間程度の海外出張は定期的にやってきました。それが私にとって、家族にとっては限界だと判断しました。

毎日の食材をできるかぎり作って冷凍しました。食に関してコントロールが必要だった母に、決して十分ではありませんが、それでも、やらないよりはましでした。

WHOのメンバーは、新参者の私に、ICD—11の改訂委員長になってほしいと言ってくれました。海外ではコーダーとよばれる職種があり、医師の診断を基にICDコードを決定します。日本にはこのコーダーに似た、〝診療情報管理士〟とよばれる職種があります。彼らは、国際的にICDがどのような使われ方をしているのか、ほとんどといってよいほど情報をもっていませんでした。診療情報管理士を束ねる団体職員から話を聞いたりしているうちに、日本の診療情報管理士は、欧米のコーダーとして十分機能すると確信しました。

「私がＩＣＤ―11の改訂委員長になれば、日本の診療情報管理を向上させるだけでなく、日本のＩＣＤにおける発言権を強めることができる」

そのような思いを強く持つようになった私は、家族に対する負担を考えながらも、できるだけ他国のメンバーと話し合いを持つようにしました。また、〝ＩＣＤ関連の国際会議は、今後日本がホストとなることはない〟という決定を覆し、予算を獲得して、日本での国際会議主催を決定しました。そこで、日本がＩＣＤ―11の改訂において主導権をとることを周知することは、国内外において極めて重要だと思ったからです。

蟻田先生の人柄にふれて

こうした私の動きを、厚労省は全く評価しませんでした。それどころか、

「国際会議開催は、木村のスタンドプレイだ！」

との見解で、あろうことか、日本での国際会議開催目前、私は〝検疫所〟というところに島流

し同様に異動となりました。

ポストがなくなった私から、それまで近寄ってきていた人の多くは離れてゆきました。

そんな中でも、まったく対応が変わらなかったのは蟻田先生でした。

蟻田先生はご自身の財団で、毎年、ＪＩＣＡ国際セミナーを委託され、途上国政府の感染症対策担当者に対しての研修を行っていました。

私は毎年、このセミナーの講師としてよばれ、必ず３日間の結核対策講義と実習を任されていました。母の介護が必要となってからは、この３日間は毎日熊本と往復しました。さらに年を重ねた母の日中の負担を少なくするために、熊本に子供たちを連れて行くことも考慮しなければならなくなってきました。このことを蟻田先生にお話ししたことがありました。

「子どもたちを熊本に連れてくるときは、私のオフィスに連れてきなさい」

私が講義をしている間、娘たちは、理事長室奥の応接室で、お絵描きをしながら待っていました。娘たちは人見知りで、たとえば、アメリカにいるときに、学会につれていき、チャイルド・ケアにあずけようものなら、私と離れるときに大泣きし、まったく食をうけつけず、保育担当者ともひとこともロをききませんでした。ところが、蟻田先生のとなりの部屋にいるときは、静かにお絵描きに没頭しながら（出していただいたお菓子を食べつつ）私を待っていました。

泣きわめいて、蟻田先生の仕事の邪魔をしていないかと心配で、講義の休憩時間などに見に行くと、秘書の方が、

「とってもおりこうさんで、お隣にだれもいないかと思うくらい静かですよ」

と話してくれたのを聞き、私はとても驚いてしまいました。

蟻田先生は、娘たちにご自分の文房具などを差し入れてくださったのですが、彼女たちはそれを受け取って、絵をかいていました。

子どもというのは、人の感情を強く受け取ります。蟻田先生のやさしさや思いやりが、彼女たちを安心させたのでしょう。

こうして、私は、〝怖い〟といわれた蟻田先生と、少なくとも年に一度は、感染症対策の実情に関する討議をし、学ぶほか、折に触れ、人生に向かう姿勢を、教えられる機会に恵まれたのです。

蟻田先生は、3週間にわたるＪＩＣＡ研修の中でまとまった意見を集約し、ＷＨＯと厚生労働省に毎年送っていました。世界の感染症対策に関する問題点を討議するのですから、時とし

て、送られるレジュメは、日本の感染症対策に対する厳しい警鐘でもありました。

私がキャピトルホテルでお目にかかった際は、先生は日本製の天然痘ワクチンである、乾燥細胞培養痘そうワクチン「LC16〝化血研ワクチン〟」の効果に関する厚生科研の責任者でした。しかし、厚労省の委託も、何年か経つと、終了になりました。

「僕はね、厚労省に文句ばかり言うもんだから煙たがられているんですよ」

実際、この厚生労働省の科学研究以降、蟻田先生はほとんどといってよいほど、厚労省から呼ばれることはありませんでした。

蟻田功先生の歩み——厚生省医系技官として天然痘対策

ここでは、蟻田先生が厚生省からWHOに行ったいきさつ、WHO本部での天然痘根絶にむけての道のり、そして故郷の熊本に帰るまでを、私の記憶を紐解きながら書いてゆきたいと思います。

蟻田先生は、旧熊本医科大学(現熊本大学医学部)を卒業し、臨床医を経て、1950年厚生省の医系技官となりました。私の大先輩にあたります。現在は、医系技監という次官と同等のポストができるくらい、厚労省の中で発言権をもっていますが、蟻田先生の時代は、医師としての役割が強く、もともと医系技官の存在意義にあっていたように思います。というのも、例えば、ある時、

「この地域のある疾患の流行は、その地域で使用しているある化学物質の影響があるのではないか」

という疑問をもったそうです。そこで、上司である課長（医系技官）に相談したところ、

「それなら、そこのエリアの住民の血液検査をしてみたらどうか。何かあっても、自分が責任とるからやってみたまえ」

といわれたそうです。

今では到底考えられないことです。というのも、何か起こっている事象に対して、科学的な疑問をもって疫学調査をする、という医系技官はまずいないということです。私は本来、このような仕事が医系技官の仕事だと思っていますが、現状は全く様変わりしています。

どのように違っているかといえば、「自分が責任取るから、やりたいことをやってこい」という上司はまずいないですし、加えて、医系技官には、〝自分たちが医療の専門家として存在

している〟という意識が皆無に近いということです。

私が言っていることは、厚労省、特に〝医系技官憎し〟で言っている嘘だろうと思われる方もいるかもしれません。しかし、残念ながら、これが実情なのです。

厚労省だけでなくどんな省庁にも〝審議会〟とよばれる、専門家委員会があります。本来であれば、医療の専門家として勤務しているのですから、審議会の委員とも医学的な議論をして然るべきであると思っていますが、彼らは、あくまでも〝事務局〟で、〝専門的なことは専門家に言わせる〟というスタンスを崩しません。この理由としては、自分たちが責任をとることがいや、という霞が関の体質そのものに染まっているからです。

いわば、医系技官は、〝医師免許〟をもった国家公務員で、その人事体系が、医系技官という集団中で行われるだけで、実際は、医療専門家とは名のみなのです。

実際、自分たちの意見を言うことを暗黙の裡に制限され、それが嫌でやめていく医系技官は多くいます。辞めた人の多くは臨床医になって、まさに医療のプロとして働いていくことを望むのです。

集団を扱う、所謂「公衆衛生」と呼ばれる医療の領域は、一人の患者を治すことを第一義とする臨床医学とは異なります。しかし、患者個人にしても、集団という国民全体を対象にするにしても、医師としてのプロ意識が重要であることは間違いありません。

本来、集団を扱う公衆衛生の領域が途上国以下であることは、医系技官の無責任体制が大きく影響していることは、残念ながら、間違いない事実なのです。もし、蟻田先生のような医系技官が厚労省の中心であったら、日本のコロナ対策も違ったものになっていたでしょうし、国民はもう少し、コロナの間も幸せな生活を送れたのではないか、と残念でなりません。


蟻田先生は、厚生省で働いているうちに、世界の感染症対策に興味を抱き始めました。そこで、最も感染症対策が難しい西アフリカで仕事をすることを考えました。感染症と貧困は、〝卵が先かニワトリが先か〟と揶揄されるほど、密接な関係にあります。アフリカの中でも政局が不安定で、最貧国が多いのが西アフリカです。マラリアや結核だけでなく、当時世界を恐れさせた天然痘が流行していました。天然痘に関しては、ワクチンが開発され、WHOが世界に広げようとしていました。

天然痘ワクチンの接種は、二股の小さな針で何度も皮膚にワクチンを植えつける方法が一般的です。しかし、蟻田先生が西アフリカにいた当時は、違ったやり方でした。それはWHOが当時推奨していたやり方で、そのまま天然痘ワクチン接種は進んでいきました。そのWHO方式を試しながら、蟻田先生は、〝ワクチンの効果が思ったように広まらない〟ことを疑問に思い始めました。そして、自分が試したやり方（現在の天然痘ワクチンの接種方法）のほうが、ワクチンの予防効果が高いことに気が付きました。

そこで蟻田先生は、WHOのトップである事務局長に手紙を書きました。

「今、WHOが進めているやり方は効率的ではない。自分たちが考案した接種方法のほうが、予防効果を広げる確率が高い」

この手紙一つが、蟻田先生の人生を変えました。ジュネーヴのWHO本部に呼ばれることとなったのです。

「西アフリカで変なことを言っている、変な日本人がいる。うまくいくかどうかわからないが、ジュネーヴに呼んで、彼のいうことを試してみたらどうか」

実際、WHO本部は、世界中に広がる天然痘コントロールが思ったほど進まないことにやきもきしていました。地方事務局で活動する一アジア人の手紙を取り上げたWHOも、現在とは比べ物にならないほど柔軟な組織でしたが、蟻田先生を呼び寄せた理由としては、WHOの焦りもあったのではないか、と思います。

二　天然痘という病気

どんな病気？——一度かかったら二度とかからない

世界を恐れさせた天然痘とは、どんな病気なのでしょうか。

天然痘というのは、天然痘ウイルスという病原体によって引き起こされる感染症です。感染しても発病する確率の低い結核と違い、天然痘は、高い確率で発病します（ワクチン未接種者は85％）。はじめは、39度程度の突然の発熱、激しい頭痛、腰痛、筋肉の痛みが起こります。熱が3、4日つづくと、皮膚にできもの（発疹）ができてきます。発疹ができる感染症は多くありますが、天然痘の発疹は、わかる人がみると〝これは天然痘だ！〟と診断がつきます。体の胴体部分には発疹は少なく、顔や手足に多くできます。天然痘の発疹は1週間ほどで膿をもった膿疱と呼ばれるものになります。膿疱はとても痛く、患者の体力は消耗します。ウイルスが体中にまわるため、この段階で、患者の20から30％は命を落とします。何とか生き残った人の膿疱は乾いて、かさぶたができてきます。2週間ほどでこのかさぶたは皮膚からはがれてきます。

顔の部分に発疹が多くできるため、かさぶたが落ちて治癒した場合でも、醜い痘痕を残したり、失明してしまうこともあります。

このように特徴的な天然痘の発疹は、治った後でも、天然痘にかかった証として残ります。第I部で述べたように、春日局は、三代将軍徳川家光の乳母ですが、彼女が乳母として召し抱えられた一つの理由は、この〝あばた〟があったからだといわれています。当時の日本で、天然痘は大きな脅威でした。そして天然痘は一度かかると二度とかかることがないことが分かっていました。それゆえ、すでにかかった証がある春日局は、お世継ぎのお世話をする乳母として、最も安全だということになります。

こうした考えは、天然痘だけでなく、他の感染症にも応用することができます。今でも日本が引きずっているコロナに対しても、です。流行当初、イギリスは〝免疫パスポート〟の可能性を議論していました。これは、コロナの抗体価をはかり、一定程度の抗体価を持つ人を、高齢者に接する仕事につけたらどうか、という考えです。抗体価が上がっていれば、すでにコロナに感染しているという、一つの目安になるのではないかと考え、特に重症化しやすい高齢者の看護や介護などを任せる可能性を探ったのです。

残念ながら、イギリスの全国的な抗体検査結果から、所謂新型コロナは、すでに存在していた従来型の風邪コロナと同様に細胞性免疫が主で、抗体が関与する液性免疫はあまり重要な役割をしないため、たとえかかったとしても抗体価が上昇しないことが明らかになったため、免疫パスポート作戦は実行されませんでした。

コロナが風邪ウイルスであることは、季節性があることがわかった当初から、明らかでした。しかし、もし、そうだとしても、通常の風邪コロナと違い、抗体価が多少なりとも上昇するのであれば、抗体価が上がっている人を高齢者の対応にあてる、というのは一つのチャレンジだと主張しました。

コロナ流行当初、イタリアで医療崩壊が起こりました。これは、コロナが致死性の高い、モンスターウイルスだからではありません。天然痘の致死率が20％とすれば、コロナは、その100分の1程度ということになります。

既存の風邪ウイルスと同様に、今回のコロナも高齢者を好みました。通常、医療機関は冬が最も忙しい季節です。それは、肺炎の患者が増えるからです。肺炎を起こす病原体は複数存在します。特に、免疫能が落ちた高齢者にとっては、〝風邪から肺炎をこじらせる〟ことが多いのです。新しいタイプの風邪ウイルスであるコロナが加わったため、高齢の肺炎患者が増えました。増えた高齢者のためにＩＣＵ（集中治療室）、人工呼吸器や治療、看護のマンパワーが投入されたため、事故や、病気で人工呼吸器が必要な若い人たちが、十分な治療を受けられなくなったのです。これが医療崩壊の実態です。

抗体価上昇がすでに感染した目安のひとつとして使えるのであれば、たとえ１００％の安全性を証明するパスポートにならなかったとしても、導入を考慮すべきだと思ったからです。

公衆衛生の概念は、この点で臨床医学とまったく違います。臨床医は自分の前にいる患者を治すことに全力を尽くします。公衆衛生専門医は、病気を治したり、防いだりすることは、臨床医とまったく同じですが、集団を相手にするため、〝集団として〟どれだけ多くを救うことができるか、あるいは、損失を少なくできるか、というのが主目的となります。

ですので、仮にある一定程度のリスクはあるとしても、ある手段を講じたとき、その集団を守る確率が上がることが期待される手法であれば、それを試す、ということになります。

日本はこの公衆衛生の概念が極めて脆弱な国です。そういう理由もあって、私の主張をだれも本気で取り上げることはありませんでしたし、イギリスのように全国的な抗体検査を行う、という発想もありませんでした。

こうして考えてみると、家光の時代の政策決定者のほうが、公衆衛生学の立場から言えば、今よりよほど近代的だったといえます。

天然痘の歴史

恐ろしい天然痘は、いつごろから人間の間で流行し始めたのでしょうか。天然痘ウイルスの存在は、紀元前からあったようです。というのも、天然痘の痘痕があるミイラが、エジプトから発見されているからです。日本で流行がはじまったのは、６００年前頃ではないかと考えられています。ちょうど、人が文化的な生活をはじめ、流通が起き、人と人との接触の機会が多くなった頃です。

感染症の多くは、人との接触によって広がっていきます。

天然痘とウイルスの形がとても似ていて、もともとのルーツは同一と考えられている病気に〝サル痘〟というのがあります。１９７０年代、中央アフリカを中心に、サル痘が流行し、それ以来ある程度の患者がアフリカを中心に発生しています。サル痘はもともとリスなどのげっ歯類を宿主としていました。第Ⅰ部でも説明したように、ウイルスはとても小さいので、細菌などのように一人で増殖することはできず、宿主とよばれるお母さんの体（遺伝子）に入り込んで、ヒトや動物の中で増え、宿主を攻撃します。げっ歯類が宿主だったサル痘は、どうやら、サルの方が相性的によかったらしく、いつの間にか、サルがメインの宿主となりました。中央アフリカは、日本などの先進国とは違って、動物と人間が共存していますから、サルとヒトとが接触しているうちに、ウイルスがお母さんを間違えて、ヒトにも感染するようになったのでしょう。

こうした感染症を〝人獣共通感染症〟と言います。２００９年に流行した、かつての新型インフルエンザはもともと豚が宿主でした。それが、ヒトとの接触増加によって、ヒトを宿主とするようになったのです。こうした人獣共通感染症は、観光などでのヒトの移動区域の増大とともに、ペットなどを通じて、今後さらに多くなることは間違いありません。

天然痘は、どんな人にも差別なく広がっていきます。

どんな高貴な人も、最終的には天然痘の脅威からのがれることはできませんでした。

太陽王といわれたルイ14世も天然痘で亡くなりました。もし、天然痘がなかったら、歴史が変わっていたかもしれません。

日本で有名なのは、聖徳太子の父である用明天皇です。当時は天然痘は猛威を振るっており、〝もがさ〟とよばれて恐れられていました。天然痘の流行が収まってくれるように、そして死者の弔いのために建てられたのが法隆寺です。

このように紀元前から存在し、私たちの文明とともに広がってきた天然痘というウイルスに対して、長い間人間は、自分たちの免疫力、体力以外に対抗する武器を持ちませんでした。

ジェンナー――医学界のガリレオ・ガリレイ

ところが、ある物質の発見により、大きな変革がもたらされました。それは、天然痘ワクチンの開発です。〝ワクチン〟という予防法を発見したのは、E・ジェンナー（1749―1823）というイギリスの医師でした。

当時、イギリスでは天然痘が流行していました。ジェンナーは、ある噂を耳にします。牛の乳しぼりをする人が、乳牛の乳房にできる牛痘疹（牛の天然痘のようなもの）という発疹が移ることがあるのですが、「牛痘疹ができた人は天然痘にかからない」というのです。ジェンナーは、牛の痘そうのある物質が、天然痘から人を守るのではないか、と考えました。そこで、彼は、1776年、乳絞りの女性の手にできた牛痘の発疹からできた材料を、少年に注射する実験をしました。

牛飼いの少年は1週間後に牛痘疹が手にできました。ジェンナーはさらなる実験を進めます。牛痘疹ができた一か月後、この少年に天然痘患者ののう胞からとった膿を注射したのです。その結果、この少年は天然痘にかからないというおどろくべき結果が得られたのです。

今では、このような危険な人体実験は倫理的に許されませんが、科学の進歩にはある程度のチャレンジが必要だということも、この実験は教えてくれます。

ジェンナーはこの方法が、人々を天然痘から救うものだと確信し、その結果を王立医学会に報告しました。ところが、その当時の世界の最高権威とも称される、イギリス王立医学会は、この報告を受け入れませんでした。それどころか、ジェンリーに対して、この報告自体を取り

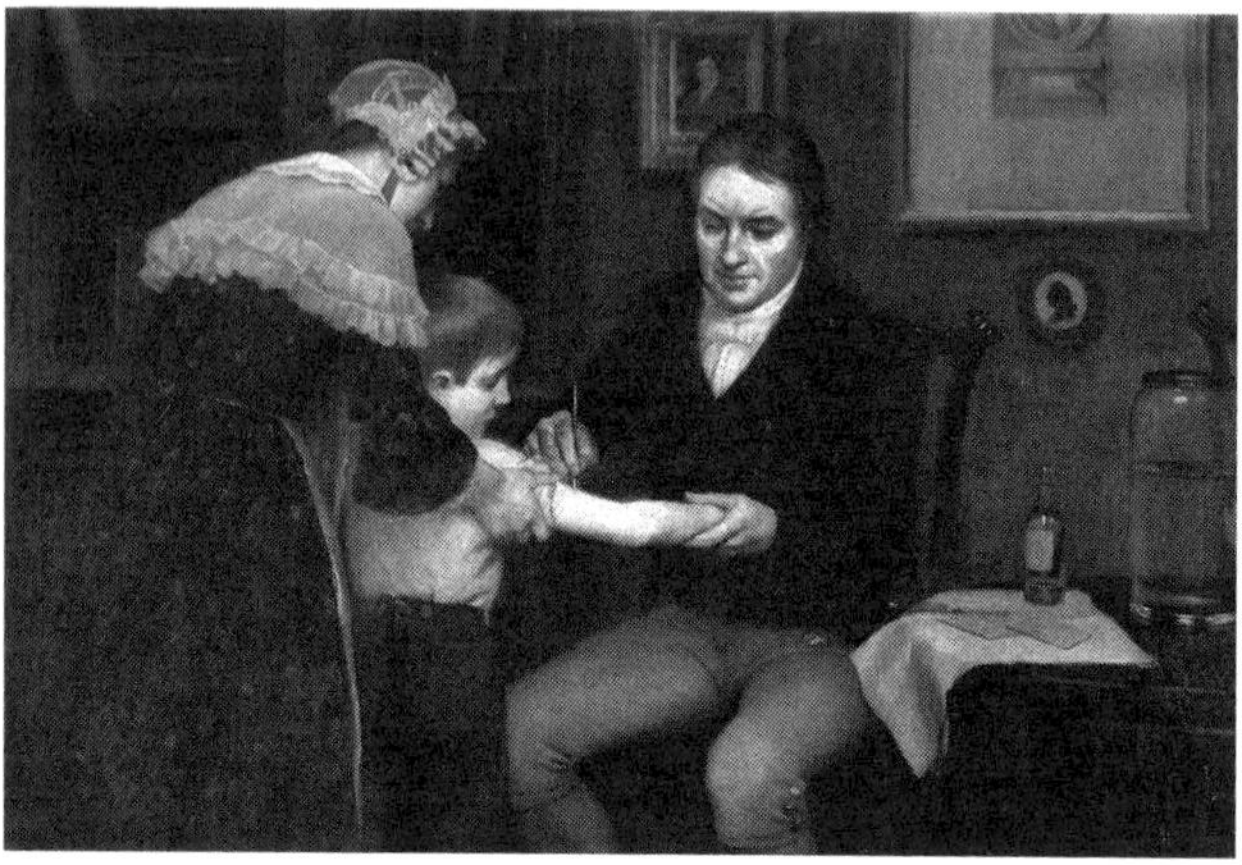

8歳の少年に最初の種痘をするジェンナー

（Ernest Board 画）

下げるよう勧告してきました。

これに対してジェンナーはあきらめませんでした。牛痘は定期的に流行します。1798年、新たな牛痘の流行がおこったため、その牛痘の物質を得ることができました。それを5人の子どもにあたえ、さらに天然痘患者の膿をそのうちの3名に接種しました。

牛痘は、天然痘を予防するという、同様の結果が得られました。ジェンナーはこの結果を自費出版し、1801年には、『種痘の起源』を執筆しました。ジェンナーが生み出した種痘は、アメリカやヨーロッパで広がってゆきました。

この種痘法は人類はじめてのワクチンであり、人の腕にできた牛痘をほかの人の腕に接種していきました。種痘を開始してから、例えばフランスでは、1770

年代の平均寿命が23歳であったのに、1820年代には38歳になりました。平均寿命の延びは、種痘の結果だけと結論づけることはできませんが、当時、天然痘流行を抑えることによって、平均寿命を延ばすことができたのは、ワクチンの功績が大だと推測されます。

ワクチンという画期的手法——〝日本のジェンナー〟緒方洪庵

ジェンナーが発見した方法は、牛痘種痘法と呼ばれる方法ですが、日本にもジェンナーとおなじ事を考えた人がいました。その人とは、緒方洪庵です。大阪大学の前身である、適塾を開校し、人材育成に貢献した人物として有名です。

医師であった緒方は、ヨーロッパで行われていた種痘を知り、牛痘にかかった牛のかさぶたから得られる膿を人の皮膚に入れると、人痘（天然痘）にかからないことを知りました。天然痘は、その当時も流行を繰り返す大感染症でしたから、天然痘予防をすることは、重要な公衆衛生学的使命でありました。

緒方は、種痘を自分で培養し、周りの人たちに無償で接種を始めました。

天然痘にかからなくてすむ、とはじめは皆がよろこんだのですが、ある時、悪意のうわさが流れ始めました。

「牛痘からつくったあの物質が体に入ると、牛になってしまう」

今にしてみれば、皆が笑いとばすデマなのですが、当時の人々は、それを信じる人も多くいました。緒方が天然痘をなんとか抑えたいという善意ではじめた牛痘ですが、打たれるのを嫌がる人たちが増え、頭を下げて牛痘を接種させてもらう、という状況にまで陥りました。

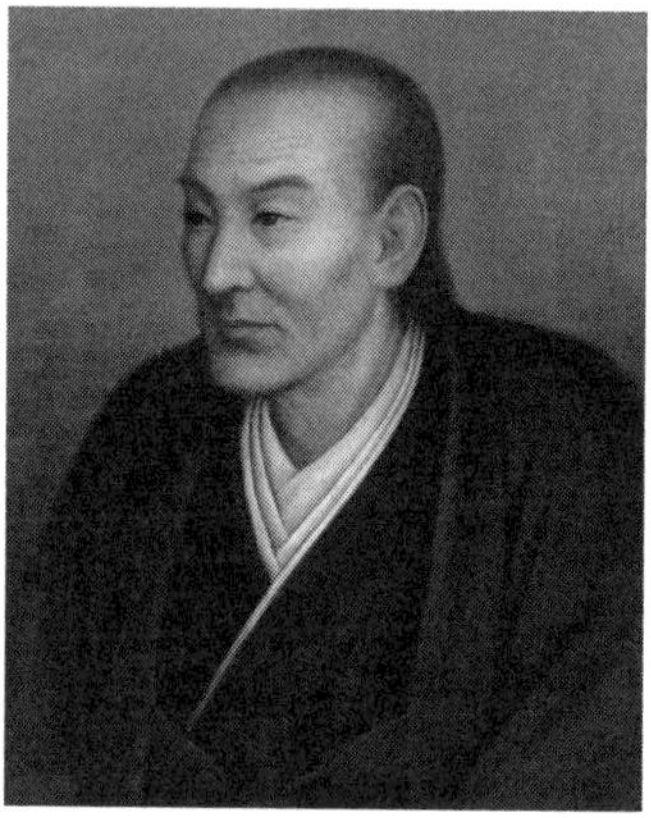

緒方洪庵
（1810-63）

その後開発は進んで、牛痘より安全な痘そうワクチンが打たれるようになりました。

牛痘にかかった牛からとった膿を人に接種するという方法は、現代の医学からすれば、リスクの高い方法であることは間違いありません。しかし、華岡青洲が外科手術で全身麻酔を妻に試したことから、人は手術などによる痛みから解放されました。どんな技術も、最初の導入は前人未到のことであって、完全形であることはないのです。

ワクチンは、近代医学が生み出した、もっとも効果的な予防ツールの一つです。天然痘ワクチンのように、効果的なワクチンは、それのみで疾病を根絶できることを、蟻田先生らは証明しました。

しかし、前にも書いたように、どんな物質もそうであるように、与えたときの反応には個人差があります。これを「副反応」と呼びます。代表的な副作用は、接種した場所の痛みや腫れですが、まれにワクチンに含まれる物質に対して過敏な反応を示す人もいます。重篤な過敏反応はアナフィラキシー反応と呼ばれるもので、アレルギー反応のひとつですが、ショックを起こして死に至ることもあります。

ワクチンなどの薬剤ではありませんが、アレルゲン（アレルギー反応を引き起こす物質のこと）の代表格として、蕎麦があげられます。蕎麦は多くのひとにとって、おいしい食材です（私も蕎麦が大好きです！）。しかし、蕎麦に対して強いアレルギー反応を持つ人は、アレルギー反応の特性である、血管透過性が増して、皮膚がはれたりするだけでなく、気道の粘膜がはれ上がって空気の流れ道をふさぎ、呼吸ができなくなります。適切な処置をしないと、死に至る事態になります。こうしたアナフィラキシー反応は、蕎麦だけでなく、ワクチンにも起こるのです。

ジェンナーが開発したワクチンは、牛痘由来ですし、現在のように精製技術が進んでいたわけではないので、アレルギー反応を引き起こす物質は、当時のワクチンには、数多く含まれていました。統計がないので、頻度がどの程度かは推測するしかありませんが、重篤なアナフィラキシー反応も当然、相当数あったと考えられます。

ワクチンに関しては、コロナに対する新しいワクチンに対する関心が今でも高いように感じます。「mRNAワクチンは危険だから打ってはいけない」「ワクチンは、日本人を根絶やしにするための手段だ」などという極論まで聞かれます。確かに、コロナウイルスに対しては新しいワクチンです。しかし、もともと、mRNAワクチンは、がんワクチンの一つとして使われてきました。

ワクチンの効果は、大人数を対象としたRCTで判定されます。最初の二つのコロナワクチンは、ファイザー社と、モデルナ社で開発されました。実際に使用される前に、これらのワクチンは、5万人以上の対象者で効果判定と安全性の検定が行われ、市場に出回ることになりました。しかし、この段階で、〝効果的〟で、〝安全〟であると判定されたワクチンであったとしても、実際に使ってみると、思ったほど効果が出なくなるのが一般的です。これは、ワクチン自体の力が、治験の段階で過大評価されるということ以外に、ロット間の差、保存方法、取り扱い方法など、実世界での使用手順がかかわってくるからです。この事象に関しては、後の章で詳しく述べたいと思います。また、副反応に関しても、想定した以上に多かったり少なかったりすることもあります。それゆえ、ワクチンを含む新薬に関しては、実際に市場に出回ってからの、適切なデータ収集と解析が極めて重要です。

ところが、何度も言うようですが、日本は、大規模治験を含むデータ収集が極めていい加減にしかされない、世界で稀に見る〝先進国〟です。それゆえに、コロナワクチンに対する不信感と、過度に安全性を強調する、いずれにせよ科学に基づかない世論形成がされているのが現状です。

三　天然痘根絶の実現

天然痘「根絶」をやり遂げる――根絶チームの結成

19世紀になると、天然痘の流行も収まっていきました。ワクチンの接種や、天然痘患者が見つかると隔離し、消毒を徹底するなど、感染症対策が徹底されてきたからでしょう。20世紀になると、粉末の乾燥ワクチンが開発され、天然痘の流行が収まりつつあった先進諸国のみならず、途上国でもワクチン接種が可能になってきました。

このように天然痘はかつての猛威をふるっていた時期からは脱却したのですが、以降は、天然痘を根絶やしにする（根絶する）ことが目的となってきました。まさに、ジェンナーが1801年の報告書に記載した、

「人類の業病である天然痘が、この方法によって、最終的に根絶されることは明らかである」ことを実行に移す時がきたということです。

感染症の多くは、根絶やしにすることは難しいのです。というのも、根絶する能力のある、有効なワクチンが存在し、それを必要な人全てに接種するというプロセスが必要であるとともに、宿主が単一生物（天然痘の場合はヒト）に限られる、ことが重要だからです。

当該感染症を根絶するために必要なワクチンの予防効果（efficacy）は、少なくとも80％と、カムストック先生は話していました。疫学用語としての効果を示すことばは、三つありますが、これに関する説明は後述します。

こうした、高い予防効果を持つワクチンはそう多くありません。みなさんがよくご存じのコロナワクチンは、予防効果はおそらく50％程度といわれています。

効果の高いワクチンの他に、とても重要な因子があります。それは、蟻田先生が示された、〝やり遂げる力〟です。これがなければ、どんな有効なツールがあっても、感染症の根絶は不可能であることを、これから書いてゆきたいと思います。

フリーズドライの天然痘が開発され、天然痘流行は徐々に収まってきましたが、ゼロになることはありませんでした。そんな折、1958年、WHOのジュネーヴ会議で、ソビエト代表は、世界天然痘計画を提案しました。ソ連の天然痘は、ワクチン接種を徹底し、その根絶（発生者をゼロにすること）に成功したという例を提示し、天然痘は感染症の中で、根絶やしにできる病気であることを強調しました。それにともない、ソ連政府は2500万人分のワクチンを寄付することを提案しました。

このソ連の提案は極めて科学的であり、論理的であるといえます。というのも、天然痘は人間だけに存在し、他の宿主を持ちません。加えて、有効な予防ワクチンが存在します。すべての人にワクチン接種すれば、いずれ天然痘は、地球上からなくなるはずです。こう考えれば、他の感染症よりも天然痘に力を注いで、地球上から根絶してしまうのは、理にかなったやり方といえます。

このソ連の提案に従い、WHOは天然痘根絶に向けて動き始めます。しかし、それは〝言うは易し、行うは難し〟の道のりの始まりでした。まずは、どの地域で天然痘がどれくらい発生しているのか、だれも正確な数字はわかりませんでした。

これは私が経験したことですが、結核対策でバングラデシュを訪問した時の話です。

ある地域の担当官は、「自分の地域に結核患者はいない」と言いました。バングラデシュは今でも結核がまん延していますから、そんなことはあり得ないのですが、その担当者の話をよく聞くと、「自分のところに報告はないから、患者はいない」というのです。

彼の机をみると、書類が山のように積みあがっていました。そして、一番上の書類から処理していきます。当然古い書類は一番下にあるのですから、書類のパイルを上下逆転して処理を始めるのが、通常私たちが考えるやりかたです。ところが、彼は上の新しい書類だけをゆっくりチェックし、さらに驚くことに、自分に興味がない、めんどうな書類は、積みあがった書類の途中にいれてしまうのです。

驚かれるかもしれませんが、これは、途上国において、決して珍しいことではありません。それゆえ、各国からの報告数は疑ってかかることが必要です。

患者の正確な数がわからなければ、そこにどの程度の物資を送り人を派遣するかという計画を立てられません。〝敵を知らないで戦略はたてられない〟ということです。

実は現在の日本においてもまったく同じことが起こっていることが、今回のコロナで明らかになりました。日本は、かつては統計をとることが上手で、その正確性は世界をリードしていました。ところが、近代疫学の導入がうまくできなかったことで、データの信頼性は大きく揺らいでいます。今でも日本でいったいどれだけのコロナ感染者数が存在したのか、明らかではありません。信頼性の高いデータ収集と解析は、その国のみならず世界的な政策決定においても極めて重要だということです。

蟻田先生は、1964年ジュネーヴの天然痘根絶チームに加わることとなりました。ソ連の代表が提案した、ワクチンをすべての人に打つことによって、天然痘を世界からなくす、ということは、誰にとっても良いことであることは確かです。ところが、WHOが主導権をとって、それを遂行するかどうかというのは、また別の議論が必要です。

「天然痘は世界で重要な病気だし、地球上から根絶やしにできるのならやればよいではないか」

という声が聞こえてきそうです。私もまったくその通りだと思います。しかし、国際社会が一丸となって、一つの病気にだけ力を注ぐというのは、医学、科学だけの問題ではなく、政治が大きくかかわってきます。

WHOは、世界の、先進諸国の拠出金から成り立っています。

天然痘が人類にとって大きな健康問題であることは、誰も否定しません。実際、アメリカはワクチンに2000万ドル、チェコは100万ドルかけています。当時、アメリカは種痘・天然痘輸入防止等対策・種痘事故治療に年間1億4000万ドル、イギリスは天然痘輸入例があり対策に200万ドル費やしていました。しかし、重要な健康問題は天然痘だけではなく、ハンセン病、マラリア、結核、栄養失調、など、複数存在するのです。

そうはいっても、ワクチンという極めて有効な手段があるのに、根絶を目指さないでよいものではありません。そんな国際情勢の中での転機は、当時のアメリカ大統領である、リンドン・B・ジョンソンの決断でした。1966年、WHOは天然痘根絶計画のため240万ドルを投じることを決議し、ジョンソン大統領は、10年の根絶計画として、必要な物資と人を提供するということを決定したのです。その一環として、CDCにより西・中央アフリカでの天然痘根絶、麻疹の制圧事業が、アメリカ主導で開始されました。そして、CDCの顧問であったDAが、ジュネーヴに派遣されたのです。これがイサオとDAの運命的な出会いであり、天然痘根絶チームの結成でした。

ＷＨＯの大事業「天然痘根絶計画」

ジョンソン大統領が天然痘根絶に対して積極的な介入を始めたわけですが、ＷＨＯが国際機関として、天然痘を最も重要な健康問題として強化活動を行うかどうか、に関しては、必ずしもコンセンサスを得られたわけではありませんでした。天然痘根絶活動を強化するには、２４０万ドルの予算の試算が、根絶チームより提出されました。この額は、ＷＨＯの予算の５％にあたります。アメリカはじめ、日本、ヨーロッパなどの先進国の多くがこの予算執行に賛成しました。しかし、一方で、

「天然痘は重要な疾患だが、ほかにも大切な病気や健康問題がある。天然痘だけに５％の予算をつぎ込むことはいかがなものか」

という反対派も、賛成派と同じくらい存在していました。天然痘根絶作戦を進めるか否か、最終的には、ＷＨＯメンバー国の多数決にもちこまれました。

そして、１９６６年５月、ＷＨＯの総会で、可決されたのです。わずか、２票の僅差でした。

こうして、天然痘根絶強化がＷＨＯの事業として始まりました。初代の根絶チームリーダー

として、ＤＡが着任しました。

しかし、その内容は決して十分とはいえませんでした。ＷＨＯ全体の予算の５％とはいっても、同じ感染症であるマラリアの１４００万ドル（１９６７年当時）と比べると6分の1で、スタッフの数も、10分の1程度でした。

強化計画初動当時、天然痘流行国は世界で30か国、患者数は20億人と推測されました。特に、中央・西アフリカ、インド、ネパールなど、決して交通事情が良いとは言えない地域での流行が多いことが予想されていました。最初の3年は、天然痘対策の専門家である医師などは、わずか40人でした。

「少ない予算と、人員の中で、天然痘根絶という大事業を成し遂げるには、知恵を出し合い、効率的に計画を進めることが重要だった」

と蟻田先生はよく話していました。

天然痘根絶の基本は、〝のう胞のできている患者をみつけ隔離し、その周りの人たちにワクチンを接種する〟という方法です。大体、一人の患者の周りにいる人、すなわち、接触者は平均20人程度なので、それらの人にワクチン接種を徹底してゆくことにより、天然痘を根絶やしにしてゆく、ということです。

もちろん、全世界の人たちすべてにワクチンを打つ必要はありませんが、相当数の人たちには接種する必要があります。感染症に対する免疫を得るためには、当該感染症に実際かかる、あるいは、ワクチンを接種する、という方法があります。それ以外に、本書第I部で述べたように、「集団免疫」という概念があります。その病気にかかったり、ワクチン接種などをして、免疫を持つ人が多くなると、免疫を持たない人が、病気にかかっている人に出会う確率が低くなってきます。そして、ある一定程度までその確率が低くなると、集団自体が、当該感染症に対して強い状況になるのです。

理論的には上述した通りですが、実際の活動は決して楽な道のりではありませんでした。

アフリカのジャングルに入った際は、ゲリラに誘拐されたりもしたそうですが、メンバーの中で、知らない人と仲良くなる特技をもった人がいて、その人のおかげで、ゲリラが天然痘患者探しの協力をしてくれたそうです。また、ネズミのスープをふるまわれ、多くのスタッフは気持ち悪がってたべなかったけれど、蟻田先生は好まれたようで〝結構いける味だった〟そうです。

ゲリラたちは、天然痘患者を見つける協力をしてくれ、この活動は、BBCでも取り上げられました。

蟻田先生は1977年、DAの後を受け、第二代天然痘根絶チームリーダーとなりました。

そして、前述のように、根絶チームは、常套手段とは違った方法で、天然痘を根絶すべく進んでゆきました。


そんなある日、蟻田先生は、WHOの事務局長（DG）に呼ばれました。

DGは開口一番こう言いました。

「君は、WHOのルールをことごとく無視している。今すぐWHOを辞めろ！」。

これに対して、蟻田先生はこう答えました。

「わかりました。辞めましょう。でもそれは、2年後です」と。

「どういうことだ？　2年で天然痘を根絶できるとでもいうのか？」DGは言いました。

「できます。2年間で根絶します」。

その当時のWHOは、官僚組織ではありましたが、今よりはずっと話のわかる人がトップだったのでしょう。

DGは、

「そこまでいうなら、好きなようにやってみたまえ。ＷＨＯのルールを破ることを許可する」と言ったそうです。

今のＷＨＯでは考えられない発言と言えます。

蟻田先生らは、この回答通り、２年後に天然痘を根絶しました。最後の患者は１９７７年に見つけたソマリアの患者でした。そして約束通り、根絶チーム専門家はすべてＷＨＯを去りました。１９７７年のことでした。

１９８０年には「天然痘根絶宣言」が出されています。

研究用の名目で残された天然痘ウイルス

天然痘根絶後の病原体の扱いに関しては、ＷＨＯ内に大きな論争がありました。そして天然痘は根絶されましたが、ウイルスは、将来のワクチンや新薬の開発という、〝研究用〟の名目で、根絶やしにはされませんでした。

天然痘ウイルスを消滅させるかどうかは、ＷＨＯでも大きな議論となりました。蟻田先生や、

DAらは「天然痘ウイルスは研究用という目的のために残すのには、あまりに危険すぎるウイルスだ」として、ウイルスを根絶やしにするよう主張しました。DA達の意見を一度は聞き入れたWHOですが、ウイルス廃棄は実際には行われませんでした。DAが私と最初に会った際、「君の推薦者になるけれど、WHOは僕をよしと思わないかもしれないよ。何しろ、WHOとは大喧嘩をしたからね」

と話していたように、天然痘ウイルスの始末に関するWHOとの折衝は、メディアでも大きく取り上げられました。

天然痘ウイルスは、アメリカのアトランタと、旧ソ連のシベリア施設の2か所のみに残されました。ところが、1991年のソ連崩壊などの混乱の中で、それ以外の国や施設に流出したことが懸念されています。アメリカの諜報機関によれば、イラクと北朝鮮は、天然痘ウイルスを生物テロの兵器として使える能力があるとしています。2003年のイラク侵略戦争の時期、天然痘ウイルス自体は発見されなかったけれど、北朝鮮からイラクにウイルスが渡った可能性も指摘されています。

2002年、『タイムズ』誌の取材に対し、DAは以下のように語っています。

「とてもがっかりしている。私たちは、これから永久に恐れなくてもよかった敵に対して、また戦わなければならないことに関して、残念な気持ちでならない。ウイルスを残すべきではなかった」

Ａｒｉｔａの功績は、日本では理解されなかった

ジュネーヴを去った蟻田先生は、故郷の熊本に戻りました。細川護煕元首相が蟻田先生のためにつくってくれたという、財団法人国際保健交流センターの理事長に就任し、途上国の感染症対策担当者を対象とした、ＪＩＣＡのセミナーなどを行っていました。財団は、熊本市保健センターの一区画にありました。お世辞にも大きなところではなく、事務長と、コーディネイター兼秘書が一人、という小さな所帯でした。そこで、蟻田先生は、世界と日本に積極的に情報発信を行っていました。しかし、事務長がＪＩＣＡからの補助金を私的に使用していたことが明らかになりました。財団は、ＪＩＣＡ補助金がほぼ唯一の資金だったので、〝自転車操業〟（蟻田先生曰く）の経営は、補助金打ち切りを受けて、一気に破綻しました。

〝熊本の星〟どころではなく、〝世界の英雄〟の実質的な活動はここで終わったのです。

一方、アメリカに戻ったDAは、蟻田先生とは全く異なった待遇で、母国に迎えられました。1977年アメリカに戻るとともに、ジョンズ・ホプキンス大学公衆衛生大学院長になり、1990年まで、そのポストにあり、その後バイオディフェンス専門研究機関を立ち上げました。

設立当初、ピッツバーグ大学からの支援を受けており、大学の名前の研究機関で、場所は、ボルチモアのインナーハーバーにありました。現在はジョンズ・ホプキンスがそれを買い取り、ホプキンスのバイオディフェンスセンターとなっています。研究者として高く処遇されるだけでなく、政治的にも高く評価されました。ジョージ・ブッシュ大統領と、クリントン大統領の時代には、アメリカ保健省における医療の最高顧問をつとめ、特にブッシュ政権下では、2001年6月22日から23日にかけて行われた、アメリカ政府の天然痘生物テロのシミュレーション（コードネーム"Dark Winter"）を指揮しました。

数々の勲章を与えられたDAですが、その中でも2002年には、大統領自由勲章（日本の瑞宝章と同レベル）が与えられています。

蟻田先生は1988年、日本政府の構想に民間寄付で創設された〝日本国際賞〟を、DAとともに受けています。蟻田先生の国際賞受賞に関しては、かなり「もめた」ということを、私は医学界のトップから聞き、大変驚いたと同時に、愕然としました。蟻田先生に対する日本政府の対応は、ＤＡに対するアメリカ政府のものと比較すると、一目瞭然です。残念以外のなにものでもありません。

世界最初のバイオテロ計画は、日本で立てられた

「日本は世界最初のバイオテロが企てられた国です」。

このような言葉を耳にすると驚かれる方もいらっしゃるかもしれません。しかし、これは事実です。

１９９５年の地下鉄サリン事件で有名なオウム真理教ですが、この教団は、化学テロだけでなく、生物テロを準備していました。実際ボツリヌス菌を教団メンバーが培養し、撒く準備をしていたのです。彼らの生物テロは未遂に終わりましたが、バイオテロの専門家集団でもない、いわば素人集団が、ごく一般的なマンションのキッチンで、生物テロの兵器を作っていたという事実が、世界を震撼させました。

これを受けて、ＷＨＯだけでなく欧米を中心とする諸国は、バイオテロ専門部門を設立しました。〝ヘルスセキュリティ〟という言葉は、この時から使われるようになりました。〝セキュリティ〟という言葉は、当該事項が、セキュア（安全）でないから使われます。たとえば、〝ホームセキュリティ〟という言葉がありますが、もし、鍵もかけずに泥棒も入らない社会であれば、この〝ホームセキュリティ〟なる言葉自体が使われることはないし、警備会社がこの言葉を使ってＣＭをする理由はないわけです。

ヘルスセキュリティとは、健康に関する事象が、もはや安全ではないということを意味しており、それは、バイオテロの脅威が現実的になったことを示している、ことに他なりません。ところが、当の日本はまったくと言っていいほど、オウムの行動に無頓着でした。これも蟻田先生が繰り返して言っていたことですが、日本はこの驚愕の事実を世界から指摘されるまで知らなかったそうです。

「日本ですごいことが起こったんだね！」

「え？　そうなの？」

という具合だったそうです。

感染症に対する危機管理意識のなさは、当時の厚労省の対応からもうかがえます。

２００８年ごろ、新型インフルエンザがまだ流行する前、ＤＡが日本を訪れました。蟻田先生は、厚生労働省はじめ、関係者に周知しました。驚くべきことに、出席した厚労省関係者は、私一人でした。既に私は横浜検疫所に異動させられていたので、厚労省本省からの出席者はゼロということです。これには、さすがの蟻田先生も、そしてＤＡもあきれ果てていました。その際にＤＡが私に言った言葉を、今でも忘れられずにいます。

「Ｍｏｒｉｙｏ、アメリカの感染症危機管理は決して十分ではない。大体、危機管理に携わる人たちは、ドンパチだけに興味があって、バイオテロなんてものは頭にない。けれど、日本の感染症に対する意識は、アメリカ以下だ」。

III

真の医療ある日本へ！

――具体的に何をやらねばならないか――

一　「科学の進歩」は、既存の常識をくつがえす

「過剰医療」日本――医療政策の変革を！

前章では、蟻田先生の功績と天然痘という病気を中心に書いてきました。蟻田先生が、天然痘を根絶した理由はいくつかありますが、最も重要なことは、「この方法は正しいのか」という疑問をもったことにあります。すなわち、〝科学的根拠〟があるかどうか、ということです。日本が蟻田先生の功績をみとめなかった大きな要因として、日本の医療政策（公衆衛生）が、科学とは程遠いものであるということにつきる、と考えます。

こうしたことを発言したりすると、「日本は先進国で、医療大国だ！」という声が聞こえてきそうです。

確かに、日本には国民皆保険制度があり、基本的にはだれでも、どんな医療機関でも受診することができます。薬剤も、世界的に見れば高価で手がでないものも、安価で手にいれることができます。しかし、医療に多額の税金が使われている以上、予防法や、治療法に関して効果があるかどうかの見極めが必要になります。残念ながら、日本は、医療に関しては、医師個人の采配が強すぎて、本当に必要な医療行為でないものも、保険でカバーされている、すなわち過剰医療の状況にあります。

国民皆保険制度は、戦後、国民の栄養状態などが悪い中、医療の充実を目的に作られていきました。その中心となったのは、医師会長の武見太郎氏（1904―83）でした。その当時は感染症や、脳出血などが健康問題の中心であり、人生50年といわれた平均寿命をいかに延ばすかが、国としての大きな課題でした。

あれから80年たち、今や平均寿命は男女ともに80歳を超えました。人口ピラミッドの形も、三角形から、逆三角形に変わろうとしています。高齢化だけでなく、一人当たりの女性が生涯に産む子供の数も1・20（2023年）と過去最少記録を更新し続けています。

このような人口構成におけるパラダイムシフトは、医療サービスの供給に関しても影響をあたえるのは当然のことといえます。臨機応変に対応することは危機管理の原則ですが、日本はこうした行動を起こすことが非常に不慣れな国です。この理由であり根本問題として、医療政策決定が、科学の進歩に追いついていないということがあります。

正しいと考えたことは貫いた蟻田先生

第Ⅱ部で、蟻田先生が行ったこと、そして、残念ながら、それを受け入れなかった日本の現状に関して書いてきました。蟻田先生は、２０２３年逝去されたのですが、これからの健康問題に関して、蟻田先生だったら、どのように提言されるか、考えたことを書いてゆきたいと思います。

まず、今まで正しいと思われていたことでも、上手くいかない場合は、変えてみる勇気をもつ、ということです。

彼が、天然痘根絶という偉業を成し遂げたのは、まさにこうした姿勢からでした。

西アフリカの地域事務局で活動していた際、ＷＨＯが推進している天然痘接種のやりかたが、正しい方法ではないのではないか、と疑問をもちました。そして、自分が、〝この方法の方がよいのではないのか？〟という接種方法と、ＷＨＯの既存路線の接種方法に関して、自分でデータをとり、提案書とともに、WHO本部に送ったことから、蟻田先生は、ジュネーヴの天然痘根絶チームに入ることになったのです。

前章でも書いた通り、「西アフリカにいる変な東洋人が、変なことをいっているから呼んで話をきいてみよう、とでも、ジュネーヴは思ったんでしょう」とよく笑いながら話していました。

こうしたことをやってみたいと思っても、実際に行動する人はそれほど多くありません。WHOも大きな組織です。日本企業で例えるならジュネーヴは本社で、西アフリカの地方事務局は、地方の出張所といったところでしょうか。そこで働く一職員が、本社のやり方に対して、「今のやり方はあまりよろしくないようなので、私が考える方向性に変えたらどうか」と、直訴したようなものです。

こう書くと、「え！　そんなこと、とても私にはできません！」という声がとんできそうです。確かに、蟻田先生の声は、もしかしたら無視されたかもしれないし、要注意人物としてリストアップされたかもしれません。しかし、そのような将来の結果ばかり推測していても、仕方ないのです。一つだけ確実なことは、この時、蟻田先生がジュネーヴに手紙を書かなかったら、蟻田功が2代目の天然痘根絶チームリーダーとなることはなかったということです。

もし蟻田先生がいなかったら、かなりの確率で、天然痘根絶は成し遂げられなかったでしょう。あとあとの結果や影響などを考えず、正しいと考えたことは実行することの重要さを、蟻田先生は実践して、私たちに教えてくれたのです。

がん検診で寿命は延びない――近代医療には限界がある

現代の医療界は、蟻田先生がジュネーヴ方式が誤りであることを示したように、普遍で正しいと信じられてきたことを変える必要性に迫られています。

すなわち、「医療は万能である」ではなく、「近代医療には限界がある」という事実を認めることです。今まで、近代医療は私たちの健康問題に対して、無敵であるかのように信じられていたのですが、実際はそうではないということです。

2006年、北海道の夕張市で、財政破綻の結果、唯一の公立病院が大幅に病床を縮小せざるをえなくなり、171床のベッドが19床となりました。すなわち、総合病院はなくなって、地域には、小さな診療所が複数存在するだけになったのです。住民の半数は高齢者であり、その多くは恒常的に医療が必要な状況にありました。そのため、総合病院がなくなることによって、適切な医療ができず、健康状態の悪化が懸念されていました。

ところが、実際にはそのようなことは起こらなかったのです。夕張診療所長（当時）の森田博之医師によれば、女性のがん以外のがん、心血管障害、肺炎などの死亡率は、総合病院の破綻後の方が低くなったとしています。総合的に見れば、近代医療を提供する総合病院があってもなくても、そのエリアの寿命は変わらなかったのです。これは〝夕張パラドクス〟として有名なのですが、同様の現象がコロナ流行でも起こりました。

新しい型の風邪コロナウイルスが流行し始めた２０２０年、翌年の統計では、日本の総死亡者数は減少したのです。政府の自粛よびかけや、マスメディアの煽り報道を受けて、高齢者の多くは人と接触することを恐れ、外出を控えました。定期的な医療機関受診も同様に控えるようになりました。その結果として、総死亡者数が減少したということは、医療に、今まで考えられていたほど、力がなかったということになります。

近代医療の限界に関して、科学的根拠が示されつつある代表例として、がん検診があります。がんは早期発見すれば、寿命がのびるとされ、企業を中心に、ある一定年齢に達した成人にはがん検診が勧告されています。

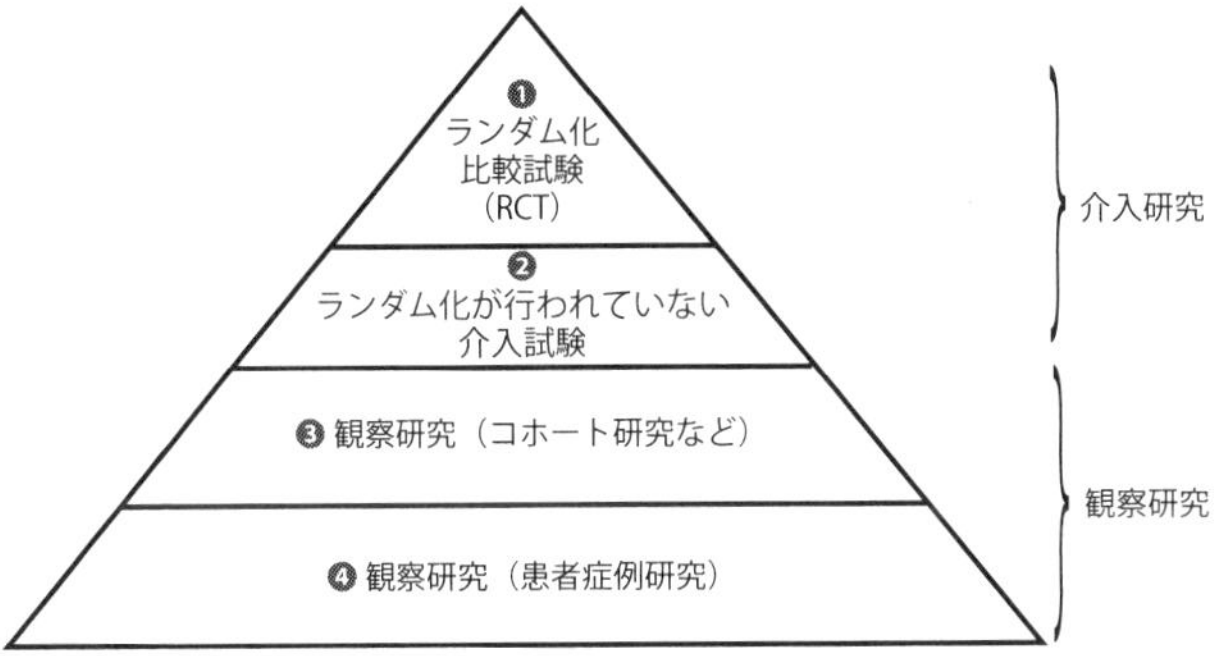

図1　効果判定の疫学手法とエビデンスレベル

しかし、実際は、がんの早期発見をしたからといって、社会全体（日本においては、日本の総人口）の死亡率が低くなるという、信頼性の高いエビデンス（科学的根拠）は得られていないというのが現実です。

信頼性の高いエビデンスを得るための手段としては、ランダム化比較試験（ＲＣＴ）という疫学手法が必要になります。

このピラミッドは大切なので再掲します。

繰り返しますが、エビデンスレベルには、大きく分けて四つの段階があります。**図1**に示したエビデンスピラミッドの中で一番上にあり、信頼性が高いのがＲＣＴです。がん検診の効果を調べたいときに、検診をうける群と、うけない群にわけます。どちらの群に入るかは、コイントス、すなわち、神様に選んでもらいます。二つの

表2　肺がん検診は効果があるか

	曝露あり（検診を実施）	曝露なし（検診不実施）
結果発生あり（肺がんによる死亡）	a（1,213）	b（1,230）
結果発生なし	c（76,232）	d（76,226）
合計	a＋c（77,445）	b＋d（77,456）

出典：関沢洋一：独立行政法人経済産業研究所（RIETI）エビデンスに基づく医療（EBM）探訪　第4回「がん検診は効果があるか？」（https://www.rieti.go.jp/users/sekizawa-yoichi/serial/004.html）より

群を前向きに観察し、二つの群のがんによる死亡確率を比較します。

日本で定期的に行われている、肺がん検診（胸部X線検査）について、行われたRCTがあります（**表2**）。

表2を見ていただくとわかるように、4年間毎年胸部X線検査による肺がん検診を行ったグループと、行わなかったグループを比較した調査結果で、13年後に肺がんによる死亡率を減らすことは確認できませんでした。

肺がんに限らず、がん検診に効果があるかどうかについては、二つの論点があります。

❶例えば肺がん検診を行った場合、行わなかったグループと比較して、肺がんによる死亡率が低下した、というように、対象となる特定のがんの死亡率をへらすかどうか。

❷例えば、肺がん検診を行ったグループの方が、行わなかったグループと比較して、特定のがんの死亡率ではなく、死亡率全体を減らす（＝寿命を延ばす）かどうか。

がん検診は効果があると強調する人たちは、❶を主張します。しかし、がん検診の本来の目的は寿命を延ばす（❷）ことです。ところが、寿命を延ばす効果については、効果が確認されていないのです。さらに言えば、❶に関しても、表1にあるように、肺がん検診を行っても、肺がんによる死亡率を低下させることは確認できませんでした。

アメリカのCDC（米疾病予防管理センター）はこの頃、ヘビースモーカーに関しては2年に1度、CT検査を勧めると言っていますが、この取り組みが寿命を延ばすかは、まだよくわかりません。

さらに先日、「予防可能なリスク要因別の経済的負担は、「感染」による経済的負担が最も高く約4788億円で、がん種別ではヘリコバクター・ピロリ菌による胃がんが約2110億円」という研究結果が報道されました。[*]

＊「日本人における予防可能ながんによる経済的負担は1兆円超え（推計）適切ながん対策により、経済的負担の軽減が期待される」国立がん研究センター
https://www.ncc.go.jp/jp/information/pr_release/2023/0802/index.html

胃がんは、アジア人に多いがんとして有名です。欧米において、胃がん検診が積極的に行われない理由としては、胃がんでの死亡が社会的問題になっていないことがあります。前述したように、がん検診の効果判定をするためには、大規模ＲＣＴが必要ですが、日本では、大規模ＲＣＴが行われたことはありません。残念ながら今の日本においては、企業、大学、研究機関、国のいずれも、大規模ＲＣＴを行う能力はありません。日本で、コロナのワクチン開発ができなかった大きな理由の一つとして、ワクチンの効果判定に必要な大規模治験を行う能力がなかったことが挙げられます。

そうなれば、アジア人で多い胃がんの早期発見・早期治療に対する効果判定を日本で行うことはできない、ということになります。すなわち、上記の国立がんセンターによる発表の信頼性はあまり高くない、ということと同義です。

がん検診を行っても、人口全体の死亡確率を減らさないのはなぜでしょうか。

それは、がんは体のどこにでもできるので、仮に、すい臓がんなど、その一つを見つけて、その臓器のがんが減ったとしても、他の臓器のがんでの死亡率が増加してしまったり、あるいは、がん以外の死亡原因（脳卒中や心筋梗塞など）の死亡が増えたりすると、全体として、一部のがん検診を受けたところで、大海の一滴になってしまう可能性があるからです。

がんスクリーニングの問題点――ウサギ、カメ、トリのがん

また、がん検診そのものの限界もあります。一つは、治療すべきがんか、そうでないがんか、との識別ができないこと、二つめは擬陽性の問題です。

ダートマス大学のウェルチ教授によると、がんにはウサギとカメとトリがあるそうです。ウサギは「治療する意味があるがん」です。カメは進行が遅いので治療する必要がなく、がん検診によって発見して治療をしても、かえってその人の体力などを低下させるため、不必要な治療になってしまいます。乳がんがカメの典型例です。トリは、早期発見しても助からないほど進行スピードが速いがんです。

カメのがんについては、「がん」という名称を使わないことも提唱されています（IDLE: indolent lesions of epithelial origin「上皮由来の進行の遅い病変」と呼ぶ）。現在の医療では、ウサギかカメかを見分けることができないため、治療する必要のないものが治療されているというがん検診の弊害があります。

日本は超高齢化社会です。仮に、高齢者のがんの多くがカメのがんだとしたら、現在のような早期発見・早期治療を高齢者にあてはめることに対しては大きな疑問があります。また、仮にウサギタイプのがんだったとしても、手術などの治療に体力的な消耗とともに、入院によって親しい人たちから引き離される精神的弊害は、認知機能やADL（日常生活動作）の低下だけでなく、生活の質（QOL）そのものを低下させることになりかねません。

二つめの問題点である、擬陽性に関してです。スクリーニング検査には、必ず偽陽性が存在します。偽陽性の人は、本当はがんでないのに、誤ってがんと診断されてしまいます。がんという病気は、死に至る病、というイメージが強いため、仮に、検査で「〝誤って〟がんと診断された」といわれても、不安を抱える人は多く存在します。本当はがんでないのに、いつも「私は本当はがんだったのでは？　医者は大丈夫だというけれど、嘘をついているのかもしれない」という不安に悩まされることは少なくありません。このような状況になってくると、常に自分は、本当はがんではないのか、と疑い、精神的ストレスを恒常的に抱くことになってしまいます。

カメを見つけて治療するという過剰治療と、偽陽性に関しては精神的な苦痛だけでなく経済コストの増加を招くことも指摘されています。アメリカでの試算によると、そのコストは毎年40億ドル（約5000億円）にもなると言われています。

現在までの研究結果から、がん検診が総死亡率を低下させるという、明らかなエビデンスがないこと、そして、がん検査自体の問題点を考えると、がん検診を受けないという選択があってもよいのではないでしょうか。

メタボ健診の効果は不明

がん検診のほか、大血管障害のリスクを拾い上げる、通称「メタボ健診」（特定健康調査）もまた、大血管障害を予防する効果が不明であることが明らかな、医療政策です。

高血圧の多くは、加齢による動脈硬化によって起こります。そして、高血圧は、単独で、脳卒中などの脳血管障害、狭心症や心筋梗塞などの心血管障害の危険因子であることが、アメリカで行われた大規模な疫学調査（HOPE―3）で明らかになっています。

2010年のデータからみると、日本の高血圧症は4300万人です。しかし、実際この

4300万人の中で、どの程度の人が治療を受けているのでしょうか。平成29年の患者調査の概要によれば、高血圧性疾患の人数は993万7千人と報告されています。ということは、高血圧の人の4分の1以下しか治療にたどり着いていないということになります。

日本の高血圧医療のやりかたは、所謂メタボ健診と呼ばれる方法で、高血圧の人々を拾いあげ、医療機関受診につなぐよう勧める、という方法です。厚労省の資料では、健診は、「必ずしも疾患自体を確認するものではないが、健康づくりの観点から経時的に値を把握することが望ましい検査群」で「陰性であっても行動変容につなげるねらいがある」、他方検診は、「主に疾患自体を確認するための検査群」で「陰性であれば次の検診まで経過観察を行う」とされています（厚生労働省ホームページ「健診・検診の考え方」）。

「健診」の代表例は、メタボ健診です。脳卒中や心血管障害（狭心症や心筋梗塞）のリスクを下げる目的で行われます。がん検診やメタボ健診は、法律（労働安全衛生法［安衛法］）に基づき行われています。特に企業の場合は、「使用者責任」の名のもと、職員はこれらの検査を受けることが決められていますが、実際この効果は不明です。

現在、全国健康保険協会（協会けんぽ）などでも解析がされているところですが、メタボ健診や特定保健指導が、脳卒中や心血管障害のリスクを下げるかどうかは、極めて疑わしいという結果が出ています。

また、加齢によって一般的に上昇するLDLコレステロール（悪玉コレステロール）も、大血管障害のリスクを高めるということが、前述のHOPE3であきらかにされており、さらに、正常コレステロール値の人であっても、ある一定以上の年齢層においては、スタチン系のコレステロール治療薬がリスクを低くすることも明らかになっています。

イギリスでは家庭で血圧を測って、150／95mg以上になると降圧剤を飲ませるのが原則になっており、80歳未満では135／85mgになるまで、血圧を下げることが目標になっています。

血圧のコントロールができない場合はフロー（**図11**）により、違う薬に移ります。また、イギリスでは、高脂血症の薬であるスタチンを、ドラッグストアで医師の処方なしに買うことができます。アメリカでは一定以上の年齢の人にアスピリン・降圧薬・脂質低下薬の合剤のポリピルを配ることが検討されています。それでも治療が難しい、あるいは、ふらつきなどの副作用が出た人だけ医療機関を受診するという構想です。

3分診療で、効率的ではない高血圧診療は、このようなノローなどを使って、AIに任せた

図11　NICE ガイドラインの治療ステップのフローチャート

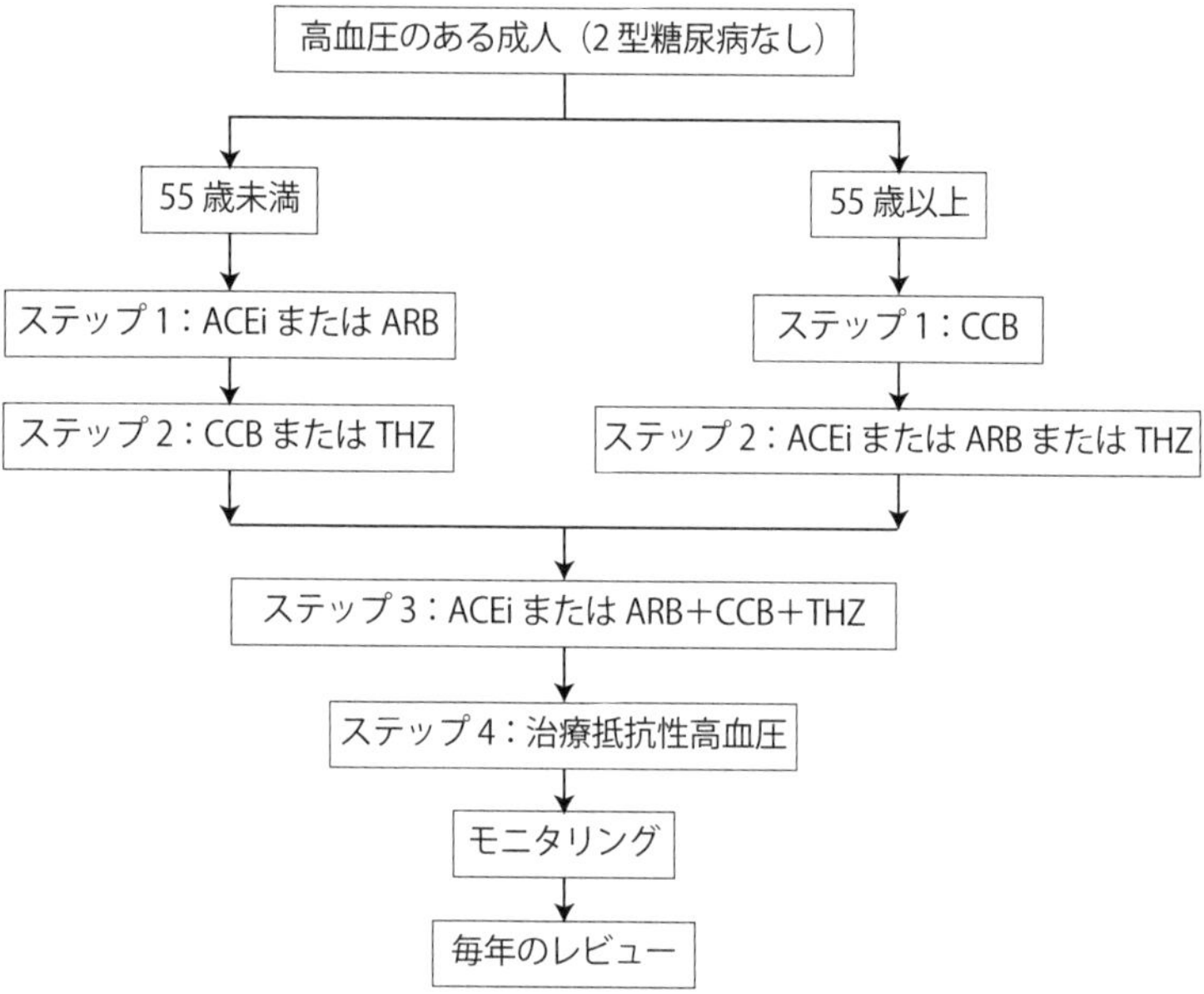

出典：関沢洋一：独立行政法人経済産業研究所「新春特別コラム　2020年の日本経済を読む　2030年の高血圧対応ビジョン」
https://www.rieti.go.jp/jp/columns/s20_0008.html
THZ、ARB、ACEi、CCB はいずれも降圧薬

方が、うまくいくのではないかと思います。特に高血圧症の多い高齢者は、いくつもの医療機関を受診し、同様な薬を服用することによって、〝血圧が下がりすぎてふらつく〟ことや、薬剤の代謝臓器への負担などの問題が出てきています。

日本は、国民皆保険制度をもち、どんな人も自分がかかりたい医療機関にかかることができる、世界でも珍しい国です。しかし、超高齢化社会になり、2022年度の概算医療費が過去最高の46兆円となりました。前年度比で1兆8千億円、4%の増加です。医療費に占める75歳以上の割合は39%で、1人当たりの負担額は75歳未満が24万5000円であるのに対し、75歳以上は95万6000円と3倍です。

今まで述べたように、これらの医療費が、必ずしも人を幸せにしないということであれば、それを止めるという決断が必要であることは、間違いありません。

二　具体的に何をやらねばならないか？

〝法匪国家〟日本

〝法匪〟の〝匪〟とは、〝悪者〟の意味です。〝法匪〟とは、「法律の文理解釈に固執し、民衆をかえりみないもの」（「デジタル大辞泉」小学館）ということになります。これは、まさに厚生労働省を代表とする「霞ヶ関ムラ」を言い表しているようです。

感染症対策に関して、時代遅れで、科学と乖離しており、危機管理にはそぐわない法体系であっても、それを守ることが官僚の第一義であることは、前にも書いた通りです。すなわち、憲法順守、法令遵守が彼らの存在意義であるといえます。

これは大きな問題なのですが、この悪い官僚主義を、政治家も国民の多くも受け入れているというのは、きわめて重大な事象だと思います。法を守ることにやっきになって、本来の目的を失っていることを示す、蟻田先生のエピソードがあります。

蟻田先生は、WHOから戻ってきてからしばらくは、厚労省の科研の仕事を依頼されていましたが、次第に霞ヶ関から仕事の依頼は減っていきました。

「僕が厚労省のやってること批判ばかりしてるからでしょう」

と蟻田先生は笑いながら話していました。実際そのとおりだと思います。

私が東京国際空港（羽田空港）の検疫所に勤務していた頃、蟻田先生が、東京から熊本に帰る際、羽田空港で私のことを呼び出してくれるよう、エアライン職員に頼んだことがありました。エアラインから、東京空港検疫所に連絡が入りました。

「熊本行きに搭乗の蟻田功さんという方が、検疫所の職員に会いたいので、国内線ターミナル内まで来てほしいそうです。検疫所は国際空港にあるので、検疫所職員は国内空港には立ち入ることができないと何度も説明しましたが、ご納得されません」

同時に蟻田先生からも電話が入りました。

「羽田に寄ったから、あなたに会って帰ろうと思ったところ、検疫所の職員は国内線ターミナルには入ることが許可されていないといわれたんですよ。感染症に国内も国外もない。こんな法律はおかしいですよ！　厚労省におかしいと僕からも言いますから、あなたも言ってください！」

このやり取りは、まさに「法匪」であり、前章で書いた法体系の問題そのものです。くりかえしになりますが、今一度説明したいと思います。

検疫法（国外法）と感染症法（国内法）は、二つとも厚生労働省の法律でありながら、二つの異なった部局が担当しているために、実際に動く職員の所属が全く異なっているのです。検疫法は、検疫所業務管理室というところの法律なので、主体が検疫所（厚労省職員）です。検疫法と感染症法は互いに独立している法律なので、相容れることはありません。このため、検疫法の守備範囲は、国際空港で、検疫所のゲートまでです。検疫所を通ってしまえば、検疫法のテリトリー外となるため、感染症法によって、感染症対策が決定されます。それゆえ、検疫所の職員が、検疫所を通過したエリアで活動することは越権行為となります。

このように書くと、〝なるほど〟と納得される方もいらっしゃるかもしれません。しかし、考えてもみてください。東京国際空港の検疫所のドアを通った経験のある方も少なからずいらっしゃると思いますが、一枚の金属製のドアです。バベルの塔のようにそびえたつ大きなものでもなく、高さ1メートルに満たない小さな扉です。この1枚で、コロナや、エボラ出血熱、SARS、天然痘のような病原体が防げるでしょうか？

誰が考えても不可能であることは自明です。このドアをもって〝水際作戦〟ということ自体、時代錯誤も甚だしいのですが、病原体がドアで防げないのであれば、当然検疫所の職員と、それらの地方自治体の職員らが相互乗り入れをして業務を行うのは当然のことです。

繰り返しになりますが、〝水際対策〟は、〝空に国境なし〟の現代においては、時代錯誤甚だしい用語ですが、〝ドア一枚で感染症が防げる〟という非科学的な現象をいまだに踏襲しているのが、これら、感染症をめぐる法律です。科学でなくても法律ありきで動いてゆく行政と、それに従うしかない国民をみるたび、自分の国を守る気があるのだろうか、と思います。

蟻田先生は、〝法律をわかっていない変な乗客〟として片付けられてしまいました。そして、蟻田先生の至極まっとうな意見も、厚労省に受け入れられることはありませんでした。

日本は一度決めたことはかたくなに守るけれど、変えることに関しては慎重です。この融通の利かなさは、平時においては重要かもしれませんが、有事においては、障害となります。猫の目のように変わる状況に遅れることなく対応することが、日本を守ることと同義であることを、国政にかかわる人たちだけでなく、国民が理解する必要があるのです。

今、国会やメディアではいわゆる〝パー券〟問題追及ばかりです。もっと、日本の重要な事項に関して、議論していただきたいと切に願います。

データ収集・分析の重要性——お手盛り以外にやらせる決断を!

今回のコロナで明らかにされたことの一つとして、科学とは縁遠いところで政策決定が行われていることを、何度も強調してきました。

この根源は、〝系統だったデータをとることをしない〟ことと、〝信頼性の高い方法でデータ解析をしない〟ことにあります。厚労省は、毎年多くの統計データを、税金を使って集めています。しかし、そのほとんどは、科学的目的のためではなく、法律に則ってデータ収集がなされているだけです。また、これらのとてつもないメガデータは、2、3ページの〝まとめ〟に集約されたのち、数年後には捨てられてしまいます。

厚労省の持つ大規模データを解析してその結果を発表したい、と思っている研究者もすくなくありません。ところが厚労省は、個人情報保護を名目に、自分たちの持つデータをごく内々の、いわば、お手盛りの専門家集団にだけ提供し、厚労省にとって都合の良い結果を出すことに躍起になっています。

こうした態度は、自らの組織を守るためには役に立ちますが、日本国民にとってはまったく意味がないのです。それどころか、もしかしたら正しくない政策を、あたかも正しい事のように裏打ちする都合の良い資料としてつかわれる、ということになりかねません（実際、そのように使われているのは前述したとおりですが）。

データは、多くの人が正しい方法で解析し、そこから得られた結果を、裏表ない見方で総括することが必要です。これが真の、メタ解析です。

もともと日本は、データを集める能力には長けていました。徳川吉宗の時代の世界初の人口統計が示すように、データを集めることは得意でした。正しい政策決定は、信頼性のあるデータ収集が源です。余談になりますが、日本はこのデータ収集能力の高さをアジアの国々にODAを通じて教えていました。それゆえ、インドネシアなど統計学の専門家には、日本語を話す人も多いのです。

ところが残念なことに、日本は集めることだけに満足し、データの持つ本当の重要性に気が付きませんでした。その結果、データ収集は形骸化したものとなり、統計専門領域のODAもどんどん縮小されてゆきました。

米国CDC（疾病予防管理センター）が、アジアの感染症データの収集拠点として東京をえらびました。在日アメリカ大使館の中に、米国CDCの「東アジア・太平洋地域事務局」を開設し、日本や韓国、太平洋諸島などトータルで26か国の国々の感染症動向を定期的に追ってゆく目的です。今回のコロナで、アメリカは、「100日プロジェクト」というワクチン開発プロジェクトを立ち上げました。新たな感染症が出現した場合、対応するワクチンを100日以内につくるというものです。

検疫法ができた昭和中期と比して、人の移動のダイナミズムは大きく変化しています。特に、大きな国土を持ち、多様な生活習慣が混在する中国大陸は、新しい感染症が生まれる可能性が最も大きい国のひとつです。今回の米国CDCの狙いは、その中国からの新たな感染症の可能性に関して、定期的なデータをとるためと考えられます。何か、新しい感染症の兆候が見られた場合は、サンプルから遺伝子をとることを含めた情報解析をいち早く行い、新たなワクチンや治療薬などを開発するのが、最も大きな目的といえます。

こうした米国CDCの取り組みは、自分の国を守るために重要であり、必要な行動です。日本は、隣の大国の影響をいち早く受けるのは間違いない現実ですから、独自にデータ収集を行うべきです。

蟻田先生は、「すべては中国からやってきます。あれだけ大きな国土で、農村部では、鳥や豚などが人と一緒に生活している。そんな中で、ウイルスの変異が起こるのはあたりまえです。日本は、中国に感染症動向を常に観察するための人員を置くべきなんですよ。ところが、厚労省はそんなこと考えもしない」と口癖のようにいっていました。

コロナに関して、蟻田先生のこの言葉がまさに当てはまったわけです。日本はコロナ流行にかんしても、中国に入る絶好の機会がありました。それは流行当初です。新しい風邪コロノウイルスだったためにほとんどの人が免疫をもたず、あっというまに国内に感染が広がってゆきました。

10年前、娘たちの米国大学入学式で、学長が、「健康に関するメガデータが何より重要だ！」

を何度も力説していたのを鮮明に記憶しています。データは、その国にとって、何よりも重要です。特に、日本において世界で初めてのバイオテロが企てられたことにより、健康問題におけるデータはそれまでより重要度を増すことになりました。「最も早く、系統だったデータを得たものが、もっとも強力な手段を手に入れる」という趣旨の、前述の学長発言は、まさに今回のコロナ流行で証明されました。

データをもとに政策を変更すべき――イギリスのコロナ対策

最も早い段階から、データをもとに、様々なシナリオを想定し、新たな知見が得られたら、迷わずに政策を変更していくことを行った代表例は、イギリスです。流行の早い段階から、今回のコロナは、SARS、MERSのような致死性の高いコロナウイルスではなく、新しい風邪コロナウイルスであることはわかっていました。

繰り返しになりますが、風邪コロナであれば、親和性が高いのは高齢者です。高齢者になればなるほど、高血圧、糖尿病といった基礎疾患を持っている人が多く、重症化すると、若年者とは違って、風邪であったとしても、肺炎を併発する可能性が高くなります。

肺炎の範囲が大きくなれば、呼吸をつかさどる肺の機能が低下してしまい、生命維持装置である、人工呼吸器が必要になります。世界の平均人口は毎年上がっていますが、特に先進国においては、日本に代表される、高齢者国家になっているところが多いです。また、高齢化が進んでいるだけでなく、呼吸器の数や、それを扱える人が充足しているのは、先進国であり、それ以外の国々では、たとえコロナでなくても、ＩＣＵに入れる人は限定されています。イギリスが最初の報告書で、「コロナは先進国の問題である」と明記したのは、まさにこの理由からです。

こうした背景から、以下のような問題について、国や地域は例えば、以下の問題に対して迅速な計算を行って、答えを出す必要があります。

❶自分の国や地域で、どれほど感染者が出ると予測されるのか？
❷年代別の重症者は何人？
❸呼吸器管理が必要な人は何人？
❹必要な呼吸器の台数は？
❺必要な病床数はいくつ？

❻医療スタッフは何人必要？
❼呼吸器が足りない場合、いつ、どの程度まで新しいものを供給できるか？
❽医療スタッフが足りない場合は、職域をどこまで広げて、何人供給可能か？

まず、感染者の把握は何よりも大切です。これを把握することによって、重症者の計算ができるからです。そうはいっても、全国民をすべて定期的に検査することは不可能です。そのために必要なのが無作為抽出（ランダム・サンプリング）という統計学的手法です。ランダム・サンプリングのわかりやすい例が、選挙速報です。選挙が行われると、当選確実という文言が飛び交います。選挙開票結果をご覧になったことがある方は、「え？　開票率2％なのに、もう当選するかどうかわかるの？」と疑問に持たれたことがあるのではないでしょうか。

結果が2％の開票率でもわかるのは、この正確なランダムサンプリングが行われていることが大きな理由です。感染者数の把握も同じように、無作為に選んだ人たちを、定期的に検査することによって、人口全体の感染者が正確に推計されます。ところが、日本は、このランダムサンプリングを行わなかったので、実際、本当にどれだけの感染者がいたのか、今でもわからないのです。日本のコロナデータの源は、主に病院と保健所です。保健所のデータは、地方自治体のコロナ対応施設か医療機関です。すなわち、データの多くは医療機関関係からです。医療機関を訪れる人は、具合の悪い人ですから、高齢者や基礎疾患を持つ人が中心となります。しかし、この集団が日本全体を代表した集団ですか？といったら、まったくそうではないことは明らかです

それから、地域差もあります。新宿エリアと、小笠原諸島では、同じ東京都でも、人口や、年齢をみても全く異なります。標本抽出をおこなうにしても、小笠原から10人、新宿から10人ではつりあいません。このように、信頼性の高い無作為抽出を行うためには、社会学などの専門知識が必要です。ところが、厚労省は、お手盛りの専門家集団だけの意見を聞くことに躍起になりました。所謂、平時と有事の区別がつかないから、このようになったのです。

私は、メディアで、「日本は〝さざ波〟だ！」と発言しました。これは、厚労省が出している感染者数をみての発言です。しかし、重症者数から推測すると、もしかしたら日本はさざ波ではなかったかもしれない、と思います。

〝さざ波〟ではなかったかもしれないとともに、「42万人が死亡して、すぐに日本はニューコークのようになる」というのもまた、信憑性が低い推測と言えます。

リアルデータがないと、このように、発表される情報の信頼性がゆらいできます。

選挙に勝つか負けるかは、政治家にとって生死にかかわる問題です。コロナのような感染症も、国にとって、命がけの大きな問題です。そうであるならば、感染症は厚労省の管轄、というムラ規制をとりはらい、様々な分野からの知識を総動員して、信頼性の高いデータを収集して、正しい方法で解析することが、何にもまして重要です。

現実を知らないということは、兵法でいえば、「敵を知らずに敵陣地にのりこむ」という無謀なやり方です。今回のコロナで再確認された、「羅針盤をもたずに砂漠をさまよう」医療政策決定ではなく、信頼性の高いコンパスを使って、自分の位置を確認することが、日本国民を救うことにほかなりません。

三 「ワクチン」を科学的に理解する

海外ワクチンのバーゲン市場、日本

2024年3月5日付けの報道で、厚労省が塩野義のコロナ薬「ゾコーバ」を、20人の治験評価で、通常承認したそうです。もともと、ゾコーバは、1800人の治験をもとに、コロナの症状を1日程度短縮する効果をみとめ、厚労省が緊急承認したものです。

緊急承認がなされる薬剤は、治験のプロセスが従来の方法でなされなくても、社会的重要性を考えて、一連のプロセスをスキップして承認するというものです。実際、1800人という治験数も、効果を見極めるためには少ないということを厚労省が認めているわけです。その緊急承認された薬が、わずか20人程度の治験で通常承認されるということは、だれが考えてもおかしいとしか言いようがありません。

前述したように、日本は、海外スタンダードの治験（大規模ＲＣＴ）を行ったことがなく、ワクチンを含めた新薬開発は極めて困難な状況にあります。今回のコロナワクチンでは、塩野義がワクチン開発を進めてきましたが、現実的には成功しませんでした。この最大の原因は、大規模治験による効果判定ができなかったためです。*

＊「コロナワクチン治験、規模数千人に縮小　国際大枠合意」日本経済新聞　２０２１年７月16日。
https://www.nikkei.com/article/DGXZQOUA168Y00W1A710C2000000/

２０２１年７月の報道では、国産コロナワクチンの開発をすすめるため、通常、万単位で必要な臨床治験数を一けた少ない被験者の数で許すように決定しています。

この記事を読むと、あたかも海外に合わせて治験数の縮小を決めたようにうけとれますが、欧米をはじめとする、ワクチン開発可能国では、効果判定に必要な被験者をあつめて治験ができる能力があります。その上で、新薬を通常のプロセスより短い期間で行うための特例措置として、サンプル数がすくなくても承認するという、緊急承認の措置が適用されました。日本の場合は、残念なことに、海外スタンダードの治験をする能力をもちあわせていないのです。

「厚生労働省は新型コロナウイルスワクチンの有効性などを調べる臨床試験（治験）の条件

を緩和する。従来方式では数万人を対象にした偽薬との比較試験が必要だが、代替として数千人を対象にした方式での治験を認める。海外製の接種が進む中で参加者を集めやすくして国産ワクチンの開発を後押しする狙いだ」とありますが、できる力があるが、しないのと、できる力がないのでは、まったく状況が異なります。

国内ワクチンが作れないということは、海外製のワクチンを買う以外に方法はありません。

2023年12月の報道には以下が記載されています。

「厚生労働省によりますと、海外で開発される薬を日本で製造・販売する際には、患者に投与して安全性や有効性を確認する治験を3段階に分けて行っています。

3段階目の治験は複数の国の患者が参加して同時に行われますが、厚生労働省はこれまで、この国際的な治験に参加する前に、日本人に投与しても安全かどうかを確認する治験を追加で求めてきました。

しかし、日本人への追加の治験の費用や手間が製薬会社から敬遠されて、海外で開発される新薬が日本では販売されない『ドラッグ・ロス』の一因になっているとして、厚生労働省は、海外で開発中の薬について、日本人への追加の治験を原則不要とすることを決めました」[*]

＊「海外で開発中の薬　日本人への追加の治験を原則不要に　厚労省」NHK　2023年12月28日。https://www3.nhk.or.jp/news/html/20231228/k10014301771000.html

医療保険のシステムは各国様々です。それゆえ、他国の保険制度と日本のものを単純比較することはできません。しかし、他国と比して日本の医療制度が明らかに異なっている点は、「保険適用が原則的に承認される」ということです。承認というのは、「使っても違法でない」ということで、保険が適用になるかどうかとは別の事項です。

コロナ薬以外ですが、オプジーボという抗がん剤はもともと、悪性黒色腫という稀な皮膚がんの治療薬として発売されました。15万5000円（100mg）と非常に高価な薬です。アメリカでは、この薬が保険適用される例は、ほとんどないといってよいのではないでしょうか。もしかしたらゼロかもしれません。それは、保険会社が費用対効果を厳しく査定するため、自費診療であれば使用できますが、それ以外のほとんどの症例は保険で使えないのです。ところが、日本では、悪性黒色腫以外にも胃がんなど他の部位のがんに関しても保険適用されています。

認知症の治療薬として発売されたレカネマブという薬剤も同様です。本書第Ⅰ部で書いた通り、患者一人当たり約400万円という高価な薬ですが、これも保険適用されています。

このように書いてくると、日本は、自分の国で新薬はつくれないけれど、海外製品は、言い値で引き受ける、売り手市場のパラダイスであることが分かります。

私は、コロナワクチンは画期的なワクチンであったと思います。特に高齢者に対しては、各製薬メーカー、5万人以上の治験から、重症化予防、感染抑制も統計学的に有意にみとめられたことから、新ワクチンに対する各国の期待は大きなものでした。アメリカ、イギリスに続き、中国やキューバでもワクチンが作られました。

ところが、日本製ワクチンは成功しなかったため、海外ワクチンを購入することになりました。当初、鳴り物入りで輸入されたコロナワクチンですが、実際使ってみると、重症予防効果は一定程度みとめられたものの、感染予防効果は期待したほどではありませんでした。

実際使ってみた効果（effectiveness）は、実用前の大規模治験において得られた効果（efficacy）を下回るのが一般的と書きましたが、まさにコロナワクチンもその通りでした。

また、ウイルス自体の変化もありました。コロナウイルスは新しい風邪ウイルスだと書きましたが、mRNAウイルスであるコロナは、変異しやすい特性をもっています。ウイルスも、毎日変異を繰り返す中で、宿主である人との共存をはかってきたため、当初よりもお母さんであるヒトを苦しめない、すなわち、重症化する確率が減ってきたのです。流行当初は致死率1～2％ともいわれたコロナですが、現在にいたっては、季節性インフルエンザを下回る致死性になってきました。

このような状況下で、コロナワクチンに対する世界の興味は薄れてきました。これは日本においても程度の差こそあれ、同じ傾向でした。調達費2兆4000億円（2022年報道）をつぎ込んで、ワクチンを購入したのですが、3回目接種がおわると、ワクチン希望者もがくんと減りました。期限切れワクチンの処理にこまった日本は、ワクチンを購入できない諸外国に提供する決定もしないまま、廃棄処分をしました。

日本は決めることが遅いですが、いったん決めてしまったことはいつまでも続けるという、危機管理においてはマイナスな特性をもっています。自分の国でワクチンがつくれなかったので、高いお金を出してワクチンを購入したまではよかったのですが、中盤を過ぎたあたりから、多量の在庫ワクチンのバーゲンセール消費国家になってしまったのです。

自国で新薬が開発されないということは、次の感染症に対しても同様なことが繰り返される可能性が極めて高いということです。

今回のコロナは、スペイン風邪のような致死性がたかく、若年層を襲うウイルスではなかったのですが、世界中に大きな爪痕を残しました。気道感染症が社会に及ぼす影響の大きさを、まざまざと知らしめたのです。

日本は自国でワクチンをつくれるのか?

次に来る感染症は、人のダイナミズムが大きく変化している中で、いつ来てもおかしくないといえます。その時に、各国はワクチン開発をこぞって始めるでしょう。開発に成功した国は、世界で、優位な立場になります。どこのワクチンを売るかは、高いお金で買ってくれる、あるいは、自分たちにとって必要なデータを提供してくれる国です。イスラエルがいち早くアメリカ製のワクチンを輸入できた理由は、ワクチンの効果や副反応に関して国民レベルでのデータを提供できたからでしょう。

ところが、日本は、残念ながら、系統だったデータ(使えるデータ)を集めることはできませんから、お金を高く積むだけになります。ワクチン所有国は、データをとれない、お金だけ提供してくれる国に対してどのような対応をするでしょうか？

「日本という国は言い値で買ってくれるし、効果や副反応の頻度についても自分ではわからないから、できるだけ釣り上げて、後の方で売ろう」

と考えるのが商人根性ではないでしょうか？

国内ワクチンというけれど、日本にはたくさんの国産メーカーがあり、何も塩野義だけにワクチン開発をまかせる必要はないのではないか？という質問をうけることがあります。私は、塩野義だけにワクチン開発を任せる必要はないと思います。しかし問題なのは、いったいどれだけ純国産の製薬メーカーが存在するのでしょうか。

現在日本には、支店含め、３００以上の製薬会社があります。大手10社とよばれる製薬会社のうち、ほとんどは外資系の企業です。日本の製薬会社といっても、よくよく調べれば、外国資本が入っている会社がほとんどです。日本の製薬会社はごく小規模なところで、海外大手とは到底くらべものにもならないくらい弱小といってよいでしょう。

この少数の純日本製薬会社の中で、新しい感染症に対するワクチン開発ができるところは、ゼロに近いという現状があります。開発能力自体の問題もありますが、何より大規模治験ができないということは、効果判定ができないことですから、仮にできたとしても、果たして集団に使用した際、効果があるかどうかが不明、ということになります。ワクチンは個人に対して使うものですが、使うか使わないかは、国の判断によります。ワクチンは公衆衛生上の重要なツール、と前述したとおりです。

効果がはっきりしない薬剤に対しては、公費を使うことは費用対効果として適切ではありません。ところが、ＢＣＧを代表とするように、費用対効果が不明のまま使用されている薬剤が、日本には数多く存在します。

仮に、日本でワクチンが開発されても、海外はそれを医療政策のツールとして使用するでしょうか？　具体的には、ファイザーやモデルナのワクチンと同様に、多額の国家予算を投入するでしょうか。そんな国は皆無であると思います。

効果判定が適切にできないということは、海外市場に乗れないというだけでなく、国民の命を救うことができないということになります。いつまでも、非常事態に際しても、海外が言い値で売ってくれるまで待たねばならない状況は、絶対に変えなければならないと思います。

ワクチンは「100％安全」も、「100％危険」も間違い

前述した通り、今やワクチンに関する論争は、科学とは別次元のところで行われているようです。まさに、パニック映画「コンテイジョン」の薬草〝レンギョウ〟をめぐる大騒ぎのようです。

こうした中で日本は、ダンマリを決め込んだり、臨床試験（治験）も十分なされないまま世界に先んじて新しいワクチン（レプリコンワクチン）を導入するなど、「反ワク」対「ワクチン絶対安全派」の争いに火に油を注ぐようなことばかりしています。

以下に、現在までのコロナワクチンに関する知見をまとめます。

（1）レプリコンワクチンが欧米で承認されなかった本当の理由

レプリコンワクチン（mRNAワクチンの一つ。mRNAワクチンに比べてより強く免疫が誘導され、抗体の持続期間が長い）は、欧米ではもともと、マウス実験で、ワクチンの用量を100倍近く下げられる画期的な技術として期待されていました。*

＊"Self-Amplifying RNA Vaccines Give Equivalent Protection against Influenza to mRNA Vaccines but at Much Lower Doses" *Molecular Therapy*, Volume 26, Issue 2, 7 February 2018, Pages 446-455. https://www.sciencedirect.com/science/article/pii/S1525001617305944

ただ、パンデミック当初、Imperial College LondonやArcturus（ｍＲＮＡ創薬で第一線の企業）が行ったphase I/IIの結果が期待ほどでなく、そこで頓挫した経緯があります。＊

＊"A phase 1/2 randomized, double-blinded, placebo controlled ascending dose trial to assess the safety, tolerability and immunogenicity of ARCT-021 in healthy adults" med Rxiv, July 02, 2021., https://www.medrxiv.org/content/10.1101/2021.07.01.21259831v1.full

"COVAC1 phase 2a expanded safety and immunogenicity study of a self-amplifying RNA vaccine against SARS-CoV-2", *LANCET eclinical medicine*, Volume 56 101823 February 2023, https://www.thelancet.com/journals/eclinm/article/PIIS2589-5370(22)00552-1/fulltext

これらの科学的知見から見ると、「効かなかったから」であって、「危ないから」というわけではないようです。

（2）日本で承認されたレプリコンワクチンに関して

１０００人規模ですが、ブースターでファイザーとの比較を行なって、５ugのｄｏｓｅで

30ugのファイザーに効果が勝っています。1年のフォローもやっています。*（論文の中で図に誤植があり、結果が反対にみえますが。）

*"12-month persistence of immune responses to self-amplifying mRNA COVID-19 vaccines: ARCT-154 versus BNT162b2 vaccine", *The LANCET Infectius Diseases*, Volume 24, Issue 12e729-e731December 2024. https://www.thelancet.com/journals/laninf/article/PIIS1473-3099(23)00650-3/fulltext

パンデミックが終わり、必要性が低くなったこと、また、感染が大きく広がり、RCTでの評価が困難になったことから考えると、この程度の規模で、かつ感染防御の評価でなく、抗体の評価になるのは今は致し方がないようにも思えます（コロナは風邪のウィルスですので、抗体よりも細胞性免疫が優位に働きます）。

ワクチン自体は、上述のArcturusが作ったものです。なので、厳密に言えば、国産ワクチンではありません。

（3）レプリコンワクチンは危ないのか？

レプリコンmRNAワクチンにはウイルスの複製機構は組み込まれていますが、ウイルスと違って細胞から出ていく機構は組み込んでいません。それゆえ、「ワクチンを打った人からバンバンと感染が広がる」ということは考えにくいと思います。それでも、エクソソーム等、我々の持つ内因機構を使って伝播する可能性が全くゼロとは言い切れません。

ただ、それでも、ワクチンを受けた人の体の中で少し広がる可能性がある程度で、「他人にバンバン移す」などはさすがにSF的な煽り意見ではないかと思います。

懸念事項としては、

❶アルファウイルスの複製機構を使っていて、それに対する細胞性免疫が起きて効果が弱まらないか。

❷通常のmRNAと比べ、細胞に入った後の機構が複雑なので、効果にせよ安全性にせよ、予期せぬことが発生する可能性が高まる。

❸通常のmRNAと比べ、長いmRNAが必要になり、製造が大変。

これらと、mRNAのdoseを下げられる（mRNAワクチンの中で毒である脂質性ナノ粒子「肝臓移行性が高く、肝機能障害の原因になりやすい」の使用量を下げられる）という利点とどこまで釣り合うか、などが考えられます。

（4）通常のｍＲＮＡワクチンについてのまとめ

コロナワクチンについては、感染予防だけでなく、重症化予防に効果があるとの報告がされています。

ワクチン接種キャンペーン後の感染、入院、死亡に対するワクチンの影響と有効性についての観察研究があります。*

＊Wuhanからalphaにかけては、"Impact and effectiveness of mRNA BNT162b2 vaccine against SARS-CoV-2 infections and COVID-19 cases, hospitalisations, and deaths following a nationwide vaccination campaign in Israel: an observational study using national surveillance data", *The LANCET*, Volume 397, Issue 10287p1819-1829May 15, 2021. https://www.thelancet.com/article/S0140-6736(21)00947-8/abstract

＊デルタの初期については、"Effectiveness of Covid-19 Vaccines over a 9-Month Period in North Carolina", *N Engl J Med* January 12, 2022 VOL. 386 NO. 10 https://www.nejm.org/doi/10.1056/NEJMoa2117128?url_ver=Z39.88-2003&rfr_id=ori:rid:crossref.org&rfr_dat=cr_pub%20%200pubmed

オミクロンに関しては、この論文で表にあるように、２ｄｏｓｅｓ vs．３ｄｏｓｅｓで、オミクロンに対して入院予防が76・５％との報告があります。

＊"Effect of mRNA Vaccine Boosters against SARS-CoV-2 Omicron Infection in Qatar", March 9 2022, *N Engl J Med* VOL. 386 NO. 19, https://www.nejm.org/doi/10.1056/NEJMoa2200797?url_ver=Z39.88-2003&rfr_

id=ori:rid:crossref.org&rfr_dat=cr_pub%20%200pubmed

この論文では、*長期フォロー・アップで、オミクロンに対して、入院、死亡抑制効果が、2 dosesでも3 dosesでもかなり高いことを示しています。

*Fig. 4c, dを参照。 "Duration of mRNA vaccine protection against SARS-CoV-2 Omicron BA.1 and BA.2 subvariants in Qatar", Nature Communications, 02 June 2022. https://www.nature.com/articles/s41467-022-30895-3

一方、重篤な副反応の頻度に関してはイスラエルが最も進んでいるように思います。稀な副反応を、国民レベルで追うことで評価しようとしています。

*"Safety of the BNT162b2 mRNA Covid-19 Vaccine in a Nationwide Setting", *N Engl J Med*, August 25, 2021. VOL. 385 NO. 12 ·https://www.nejm.org/doi/10.1056/NEJMoa2110475?url_ver=Z39.88-2003&rfr_id=ori:rid:crossref.org&rfr_dat=cr_pub%20%200pubmed

この論文のFig. 3と4の、青がワクチンによるリスク、オレンジが感染によるリスクです。心筋炎は確かにワクチンの重篤な副反応ですが、感染による心筋炎の方が多く、その他、脳出血や心筋梗塞などのリスクはほぼないということも見て取れます。

アナフィラキシーはそれなりにあると思いますが、他の薬との比較して、飛躍的に高くはないという印象です。
催奇形性のリスクに関しては、この論文があります。[*]

＊"Preliminary Findings of mRNA Covid-19 Vaccine Safety in Pregnant Persons" *N Engl J Med*, April 21, 2021, VOL. 384 NO. 24. https://www.nejm.org/doi/full/10.1056/nejmoa2104983

mRNAワクチンの安全性についての一般論

mRNAワクチンに関しては、すでにがんなどで使用されていることは前述した通りですが、mRNAワクチンの安全性に関して、一般論を述べたいと思います。

mRNAは、そもそも体の中にあるもので、また1mφ修飾をしていますが、この修飾自体も天然に存在するものです。そもそもmRNAは生物学的に「遺伝子ではない」ので、「遺伝子治療だから危ない」という主張には、かなりの違和感を覚えます。

mRNAでもゲノムにintegrationするということを示そうとしている論文もちらほら見かけて、アンチワクチンの注目の的になっていますが、信頼性のレベルが低く（ピラミッドの❹）、定説になるかどうかには、エビデンスレベルの高い研究が必要です。

また、コロナもRNAウイルスなので、ワクチンを打たないで感染しても、相当量のRNAにさらされるということになります。

それ故、重篤な副反応の頻度の比較は、ワクチンを打っていない場合だけでなく、感染した場合との比較も重要だと思います。

ワクチンに対する副反応の多くは、アジュバント（免疫賦活剤）です。すなわち、mRNAではなく、それを包んでいる脂質性ナノ粒子（LNP）です。LNPは、肝臓に取り込まれやすく、筋肉内に投与しても肝臓に移行します。肝臓に発現したスパイクを標的とした、LNPによる自己免疫肝炎が、稀な副反応として報告されています。*

＊"SARS-CoV-2 vaccination can elicit a CD8 T-cell dominant hepatitis", *Journal of Hepatology*, Volume 77, Issue 3p653-659September 2022.　https://www.journal-of-hepatology.eu/article/S0168-8278(22)00234-3/fulltext

LNPはアジュバントとしての機能が重要なので、かなりの免疫活性化作用を持ちます。心筋炎も、全身に分布した免疫賦活化作用を持つ脂質の影響ではないか、と考えているワクチン研究者もいます。

〈結論〉

結論として、長期的な安全性データは、コロナワクチンに関しては、〝まだない〟、ということです。これは、「ないから安全だということはできない」と同様に、「ないから危険だということにもならない」ということです。

中立的な立場から言えば、「コロナに感染した場合の長期的影響もわかっていない」という観点も重要だと思います。

コントロールを何に置くべきかは重要です。「ワクチンを打たずにコロナにも罹らない場合」だけを、ワクチン接種者に対する比較対象とすること自体、ワクチンの効果判定を、歪んだ方向に導きます。

安全性については、イスラエルで超大規模に、稀で重篤な副反応の頻度を見た以下の論文*が、一番説得力があります。「ワクチンを打つよりコロナになる方が危ない」、ということの検討です。

＊"Safety of the BNT162b2 mRNA Covid-19 Vaccine in a Nationwide Setting" *N Engl J Med*, August 25, 2021, VOL. 385 NO. 12. https://www.nejm.org/doi/10.1056/NEJMoa2110475

最近は、アメリカなどでは、年齢によっては、年2回打つ方が良いなどの大規模データがとられているようです。*

*"Evaluation of Strategies for Transitioning to Annual SARS-CoV-2 Vaccination Campaigns in the United States", *Ann Intern Med*. 2024 May; 177(5):609-617. https://pubmed.ncbi.nlm.nih.gov/38527289/

以上が、現在までのｍＲＮＡワクチン（レプリコンワクチンも含む）の知見のまとめです。他のワクチンにもみられるように、実際使ってみると、その効果は、実用前の治験結果ほどかんばしくないのが実情です。

すなわち、感染防御はすでにあまり期待できず、重症化予防が重要なワクチンであると思います。私を含め、多くの人がコロナ感染をした現在は、長期に持続するはずの細胞性免疫を手に入れた人が多いということになります。

日本は契約の問題などからレプリコンワクチンを世界に先がけて導入していますが、実際に効果や副反応の状況を判断するデータも活用せず、安全性に対しても科学的見地から議論しようとしない状況は、今後、子供のがん予防ワクチンなど、必要な研究分野を萎縮させるだけだと思います。

そもそも、「効果が期待していたほどでなく、欧米が導入を見送ったワクチンをただ引き受けるだけ」というのは、単なる税金の無駄遣い以外のなにものでもありません。

すでに、ワクチン絶対安全運動も反ワク運動も、ビジネス化の様相だけが目立っています。こうした事実と異なるところでお祭り騒ぎをしている状況は、国民のほとんどを幸せにしないのです。

個別事例で「安全か、危険か」を判断できない——因果推論の根本問題

SNSを含めたメディア報道を見ていると、「〇〇歳で亡くなった男性が、コロナワクチンによる死亡として、ワクチン被害者認定されました」と言った見出しが目に入ります。

今まで、ワクチンは、個別に導入することを目的としたものであり、「集団としての効果がその副作用を上回った時に導入する公衆衛生学的手段」であることを書いてきました。

また、何度も強調するように、エビデンスレベルの順位は、その政策（治療法を含め）が有

効であるかどうかを判断するために非常に重要です。

繰り返しますが、後ろ向き研究と呼ばれる症例対象研究の信頼性が低い理由は、「過去に起こったことは、完全に再現することができない」ということです。例えば、ワクチンを打った後に亡くなったとしても、もしかしたらその人はワクチンを打たなくても別の理由（突然心臓がとまるなど）で亡くなったかもしれません。

また、超過死亡をもって、「これはワクチンを打ったから起こった」という意見が散見されますが、過去に起こった事象の因果関係（Aという原因がBという結果を引き起こした）を結論づけるのは不可能です。

こうしたことを言うと、

「何を言うんだ、ワクチンを打った人たちの数と、超過死亡者の増加は一致している。それこそ、超過死亡はワクチンが原因だという証ではないか」という意見が聞こえてきそうです。

これは正しくありません。と言うのも、超過死亡の原因は他にあるかもしれないし、他の原因を100％検証することは、過去に遡れるか、神様か、ドラえもんくらいのものです。

実際、一見関係がありそうな事象（相関関係と呼びます）が、関係がない、すなわち原因→結果の関係になっていないことが多々あります。疫学の専門用語では、Ecological fallacyと呼びます。それ故、何度も繰り返しになりますが、真の関連性を示すためには、信頼性の高い、疫学研究が必要なのです。

話を「後ろ向き研究」と「前向き研究」に戻しましょう。「後ろ向き研究」(過去に遡ってデータをとる研究)は、「前向き研究」(現在から未来に向かってデータを集める)と比べて信頼性が低いことを述べました。しかし、たとえ前向き研究であっても、数が少なかったり、恣意的に介入群(例・ワクチンを打つ群)と非介入群(例・ワクチンを打たない群)を選ぶと、結果が恣意的になります。

例えば、製薬会社が、ワクチンの予防効果を実証したくて、ワクチンを打つグループには健康な人を選び、打たないグループは病弱な人を選んだ場合などです。

また、被験者(研究参加者)の数が少なければ、その結果が偶然に起こる確率が高くなり、信頼性が低くなります。BCGの日本における被験者数が20名ということから考えても、その政策決定は「当たるも八卦、当たらぬも八卦」という状況になっていることが明らかです。

本来であれば、ワクチンの効果検証や危険性（副反応の頻度）は、ランダム化比較試験（ＲＣＴ）という信頼性の高い方法で行われています。しかし日本ではエビデンスのレベルの低い症例対照研究が一つ行われているのみという、お粗末な状況にあります。

繰り返しになりますが、「ワクチンが絶対安全」という意見もデマであると証明するためには、日本国内にあるデータを用いた厳密な効果検証を行うことが必要です。

しかし、国民の大部分が既にワクチンを接種していることを踏まえると、ＲＣＴのような実験によってワクチンの効果を検証することは不可能と言えます。

この問題は、回帰不連続デザイン（ＲＤＤ）を用いることに、国レベルだと、デジタル庁の「ワクチン接種記録システム（ＶＲＳ）」で、全国民のワクチン接種の有無のデータがある模様です。一方、コロナ感染のデータとしては、厚生労働省の「新型コロナウイルス感染者等情報把握・管理支援システム（ＨＥＲ―ＳＹＳ）」があり、コロナ感染者の様々な情報が入っているようです。

ＶＲＳとＨＥＲ―ＳＹＳを接合できれば、コロナワクチンの効果検証を含めた様々な分析が行えます。しかし、どちらも研究目的も含めて外部からはアクセスできないという状況です。

また、これらのデータの接合は、おそらく国レベルでは行われていないようです。ＨＥＲ―ＳＹＳにはＶＲＳと名寄せ可能なＩＤ番号が存在しないと思われ、これが接合の障害になっています。

一部の地方自治体（東京都北区、山口県下関市）では、二つのデータの接合が行われているようで、東京都北区については新型コロナウイルス感染症対策アドバイザリーボードでの報告があるのですが、とても研究と言えるレベルではありません。

（その報告Ono *et al.*（2022）は、下関市の住民のワクチン接種記録とＨＥＳ―ＳＹＳを接合させた匿名データを利用して、ブースター接種をした人々の方がしなかった人々よりもコロナ感染が少ないこと、接種するワクチンの種類を変えた人々の方が変えなかった人々よりも感染が少ないことを示しています。）

つまり、本章の最初で述べたとおり、「お手盛りの学者だけにデータを渡していても、国民に必要なデータ解析は行われない」のです。

ＲＤＤを使ったワクチンの効果検証については、新型コロナウイルスの登場以前に、インフルエンザワクチンを中心に、いくつかの研究が海外で行われて発表されています。

コロナワクチンの効果検証については次の二つの研究があります。

Bermingham *et al.*（2022）では、イギリスにおいて80歳以上が先行的にワクチン接種の対象となったことを利用して、コロナワクチンの1回目の接種の効果を検証しました。ワクチン接種により新型コロナによる死亡が52・6%減ったという結果でした。
Greene *et al.*（2022）では、ニューヨークにおいて65歳以上が先行的にワクチン接種の対象となったことを利用して、コロナワクチン接種の効果を検証した。接種によりコロナによる入院が15%減ったという結果でした。

こうした個別データはいずれ捨てられてしまうことを考えると、なんと無駄なことかと思います。再度強調したいことは、データは一部の人ではなく、様々な人が解析できるよう、開放すべきです。個人情報は暗号化してしまえばもはや個人情報ではないのですから、個人情報保護を縦に、重要な情報開示をしないことは、国民に対して不誠実ではないかと思います。

日本の天然痘ワクチンは有効かもしれない

少し前に、エムポックス（モンキーポックス、サル痘）という感染症が、アフリカを中心に発生したことが報道されました。もともとエムポックスは、蟻田先生が天然痘根絶のために中央アフリカ（現在のコンゴ民主共和国、カメルーン）に調査に入った際、エムポックスのヒトでの感染例を発見しています。エムポックスは天然痘ウイルスとは兄弟分のように構造的に似たウイルスなのですが、ヒトに対する病原性は天と地ほど違います。

「恐らく、かつてこの中央アフリカに、天然痘様の疾病を起こす動物ウイルスがあり、一つは、いくつかの動物を宿主として変異して、モンキーポックスウイルスとして現在も残っており、一つは天然痘ウイルスとして変異して、ヒトを特別宿主として世界中に流行をもたらした」と蟻田先生は書いています。

エムポックスは、新しい感染症ではなく、アフリカを中心に小規模な流行が繰り返されていました。ヒトへの感染力は天然痘ウイルスと比して極めて弱いのですが、コロナで脚光を浴びた感染症専門家らは、ここぞとばかりに騒ぎました。天然痘への変異の可能性など、蟻田先生が生きていたら、「そんなことは、天然痘をしらないおバカさんのいうことです」と一括されそうなことまで言及し始めました。

天然痘に似た構造であるため、エムポックスには天然痘ワクチンが有効であることは、天然痘根絶活動の時代から示唆されてきました。

蟻田先生が、日本政府に強くその有効性の検定を行い、世界にアピールすることを繰り返し訴えていた、純日本製ワクチンがあります。それは、ワクシニアウイルス株LC18m8ワクチン（以下「ＬＣワクチン」）です。

ブッシュ大統領が国民全員の天然痘ワクチンの備蓄をきめ、実際に、アメリカ国民に接種し始めたのですが、副反応の大きさで頓挫したことは前述したとおりです。ここからわかるように、現在世界的に使われている天然痘ワクチンの副反応は極めて強いのです。これに比して、熊本の研究機関である化血研（化学及血清療法研究所）が作ったＬＣワクチンは、天然痘予防に効果がある事が期待され、かつ、世界で使用されている天然痘ワクチンより副反応が少ないことがわかっていました。

問題は、本当に天然痘予防に効果があるかどうかを、大規模ＲＣＴで明らかにすることでした。蟻田先生は、日本で治験を行うことを、厚労省に何度も依頼し、ＷＨＯに対しても、ＬＣワクチンの効果判定を行うよう、提言を何度もなげかけました。ワクチン業界は大きな市場ですから、それに向かってゆくためには、エビデンスと政治力が必要です。

ところが、厚労省はまったく動きませんでした。現在の日本の医薬品メーカー、研究所、大学、国すべてに、大規模治験を行う能力はありません。その最も大きな理由は、厚労省にやる気がないからです。

先進諸国とはいえないキューバでさえ、コロナワクチンを作ったのですから、日本がやる気になればできないこと自体おかしいのです。

　エムポックスに関しても、天然痘ワクチンの効果があることが示唆されていたのですから、ＬＣワクチンの治験をおこなうべきだと、私はメディアで発信しました。政治家にも働きかけました。残念ながら、それを実行にうつそうとした政府機関も政治家も皆無でした。

　コロナ騒動が落ち着きつつある今こそ、次の感染症に向けて、自分の国でワクチンをつくる力をつけることが極めて重要です。海外に比して周回遅れである日本のワクチン開発ですが、困難をさけていてはいつまでたっても進歩はないと思うのです。

おわりに

「公衆衛生」・「安全保障」という概念を真に理解する

コロナは風邪ウイルスであったとしても、世界的に重要な感染症でした。

感染症の原理原則にも書いたように、感染をおさえるためには、人との接触をへらすことです。理論だけでなく、それを実証したのが中国でした。中国は政治的には国際批判を受けることが多い国の一つですが、経済力だけでなく、科学においても大きな力を持っていることは否めません。今回のゼロコロナ政策に関しても、もっとも強硬に人の動きを止められたのは中国で、まさに社会実験を行ったということになります。この社会実験から得られたデータは膨大で、論文が量産されるだけでなく、優秀な科学者を集める大きなインセンティブになります。

また、リアルデータを用いた解析は、中国がこれからの感染症対策を推し進めるために貴重なデータ元になります。今後何らかの感染症が起こった時、それに対して、効果的な対策をとれる可能性を高めることになります。なにより、自国でデータをとるということは、他国がそのデータをもっていないということになりますから、国際的に優位な立場をとれることになります。

仮に次回の新たな感染症が他国であった場合、自分の国で集めたデータを、やすやすと他国に提供するでしょうか？　その可能性は低いと考えられます。そうなった場合、感染症対策において優位な状況をもつとともに、他の分野、例えば、外交問題や経済においても、優位性を主張する切り札をもつことになります。

理論上では予想された人流抑制の効果は、実際やってみると、思った以上に感染を抑えることが明らかになりました。他方で、人の動きを止めることは、社会経済を止めることと同義であることも明らかになりました。感染症を抑えるためには何をしてもよい、経済活動を止めてもよいという空気が日本を覆いました。果たして、一つの病気を抑えるためなら、他の何をも犠牲にしてもよいという主張は正しいのでしょうか。私は間違っていると思います。経済活動は人の暮らしを支えています。言い換えれば、「経済には人の首がつながっている」ということです。

コロナとよく対比されるインフルエンザですが、インフルエンザは若年層をターゲットにするウイルスであることから、同じ気道感染症でも、その社会的インパクトは違います。1918年を中心に世界的猛威を振るった、当時の新型インフルエンザであるスペイン風邪では、国境閉鎖、学校閉鎖などが行われました。これらの政策は最終的にスペイン風邪を、その地域をゼロ・インフルエンザにすることは不可能でしたが、時間稼ぎにはなりました。アメリカで、こうした時間稼ぎをした州と、まったくしなかった州では、スペイン風邪の波のインパクトが違いました。無防備だった地域は波の影響を大きくうけたのです。

感染症の原理原則から、最終的に、どんな政策をとっても（備えても備えなくても）、感染者の数は同じになります。問題なのは、多くの感染者が一時期に集中したばあい、特に感染初期に起こった場合は、医療機関だけでなく、社会全体に対するインパクトに違いがあります。若い人たちが重症化し、死者が出るという感染症は、その国の労働量にも直結しますし、社会の動揺も大きいです。他方、高齢者と親和性の高いコロナの場合は、社会経済に対するインパクトは、インフルエンザとは違ったものになります。

このように、感染症を防ぐためには、教育を含めた社会経済活動をすべて止めればよいものではありません。どこまで、人の流れを止めるのか、といった議論は、当該地域だけでなく日本をどう運営していくかという大問題です。この政策決定をおこなうことが、「公衆衛生」的な視点です。私が日本で、公衆衛生の概念がないというのは、まさにこのことです。厚労省ら保健医療にかかわる人たちは、「日本には公衆衛生大学院というものもあり、学会もあるから、日本は欧米とかわらない」旨の主張をします。しかし、学会があり、学校があっても、現実的に政策がおかしな方向にしか進まないということは、それらの組織にいる人たちが、本質を理解していないということに他ならないのです。

こうした、「仏作って魂入れず」のやり方は、医療保健の他の分野でもみられます。超高齢化社会が進む中、地域包括医療は大きな分野です。日本は、アメリカ医療から、臓器別診療という概念をとりいれました。巷で、「消化器専門医」とか、「呼吸器専門医」などの専門領域表示が医療機関の宣伝には多く見られます。しかし、高齢者は、多くの疾患を複数の臓器にまたがってもつことがほとんどであり、一つの臓器を直したらよいというものではありません。

さらに言えば、老化が臓器機能の疾患の主原因であることから、それらの機能低下を、若年層と同じように治療すればよいかといわれれば、それもおかしな話です。人間は生命体であり、生命体には最終的に死が訪れます。若い世代より、人生の終焉が近い世代にとって、どのように最後まで生きるかということは、医療を超えた問題になってきます。これらを考えれば、高齢者医療にとって臓器別診療は全くそぐわないものです。

ところが、高齢者にとって必要な包括的な医療の必要性を強調しても、「プライマリケア学会」を作ることだけに躍起になる医師たちがほとんどであることには驚かされます。

感染症対策は、その国の医療政策のモデルであると、前の章で述べましたが、もっとも人類との付き合いが長い病気に対して、効果的な政策決定ができないことは、医療政策が非効率的であり、ひいては、それが日本全体を幸せにしないことを、示しているのです。為政者だけでなく、国民一人一人が、「公衆衛生とは国民全体の健康に資するもの」であることを理解することが、とても大切なことだと思います。

実現すれば「可能なこと」になる——「反対の意見を聞く力」が日本を蘇らせる！

本書では、蟻田先生の偉業にまつわる話を含め、エビデンスに基づかない医療政策とその弊害を強調してきました。

そして、コロナでより鮮明になった、日本の医療政策の根本的問題点を踏まえて、今後何をしたらよいか、ということに関してもいくつか述べてきました。

その中で最も重要なことは「次の健康危機からは、日本が一丸となって対応する必要がある」ということです。

蟻田先生の文章は、それを私たちに示してくれます。

「19世紀にイギリスが、世界の金融組織の発達に貢献したように、20世紀はアメリカが科学の発達に貢献した。この流れの中で、天然痘根絶は、20世紀における、アメリカ予防医学のリーダーシップが大であった。

さて、時代はかわった。アメリカに代わって日本の役割が注目されるようになった。ここで日本の国際協力の姿勢は、西欧諸国はじめ国際社会の非難の的となってはいるものの、これは、彼等の、日本に対する期待の裏返しであると、私は考える。いま日本が、建設的な技術的に理屈にあった、国際協力計画を明示すれば、これに背を向ける国はないだろう。

(中略)

麻疹対策はまだ実験段階であるが、これも日本の協力で世界方向が決まると考えられる。

子供ワクチンも同様である。ＷＨＯの拡大予防接種計画は、いま、ポリオ、麻疹、肝炎Ｂワクチンなどの供給不足、品質の問題で大きな危機に直面している。例えば、研究また世界のワクチン供給システムの樹立という面で、大きな貢献が期待できる。

天然痘根絶の成功を、単なる医学史上の単なる出来事としてとらえず、日本はその教訓を生かして、国際感染症対策への貢献に向かって、進むべきであろう」

「天然痘根絶宣言」をした蟻田先生は、「アフリカにいて、変なことをいっている、変な東洋人」でした。「天然痘は世界中に広がっているから、それを根絶することは不可能」とされていましたが、不可能なことは、成功すれば可能なこととなるのです。

彼が強調したことは、「不可能と思われることも、決めたらやり遂げる強い意志をもつ」ことの重要性です。

世界の感染症対策における日本のかかわり方に関しては、「お金さえ出せばよい」というやり方で進んできました。それが今回のコロナ対策においても、「ワクチンは海外からお金を出して買えばよい」という姿勢にあらわれているように思います。

日本は、戦争や、自然災害など多くの困難を乗り越えてきました。その中でコロナは、残念ながら、日本の強さではなく脆弱性を世界に知らしめる機会になりました。

蟻田先生の言葉にある、「西欧諸国はじめ国際社会の非難の的となってはいるものの、これは、彼等の、日本に対する期待の裏返しであると、私は考える。いま日本が、建設的な技術的に理屈にあった、国際協力計画を明示すれば、これに背を向ける国はないだろう」という言葉は、重く私の心に響きます。

コロナ専門家組織は2024年3月で廃止されました。*

＊「コロナ専門家組織、3月末で廃止へ　2020年2月から昨年8月まで124回開催」産経ニュース　https://www.sankei.com/article/20240315-26E2AXOYQBO6VJS2324HSXG5GY/?382888

コロナを「単なる医学史上の出来事としてとらえず」、自らの問題点をあるがままに受け入れ、「建設的な技術的に理屈に合った」医療政策を作り出してほしいと念じています。それが、蟻田先生が私たちの祖国に向けた、強いメッセージであるのですから。

あとがき――「地の時代」から「風の時代」へ

古代、病気は、超自然的な力や魔術によって生じると信じられ、それに対する祈禱などが行われていました。ヒポクラテス（紀元前460年頃～377年頃）はこうした考えを退け、医学を「科学」へと導いた人物です。

「医神アポロンをはじめ、すべての男神、女神にかけて、またこれらの神々を証人として、私の能力と判断力の限りをつくしてこの誓約を履行することを誓う。
この医術を私に授けた人を両親の如く思い、運命をともにし、もし師が金銭を必要とするときには、私の金銭を分けて助ける。師の子弟を私自身の兄弟と考え、彼らが学びたいならば、報酬なしに医術を教える。私の息子、わが師の息子、医の掟により約束と誓いをたてた弟子たちに、医師の戒律と講義その他すべての知識を授ける。それ以外の誰にも与えない。

　私は、能力と判断力の限りをつくして、患者に益する養生法を施し、不正な害を与える方法を決してとらない。頼まれても、致死薬を与えない。そのような助言もしない。同様に、婦人に堕胎器具を与えない。私は純潔で敬虔な生涯を貫き、私の医術を行う。結石患者に載石術をせず、これを業とする人に委せる。いかなる患家に入るときも、患者のためであり、不正や堕落の行いを厳につつしむ。男と女、自由民と奴隷であるとを問わず、その肉体をおかすことはしない。治療に関すると否とにかかわらず、他人の私生活について秘密を守る。

　もし、この誓いを固く守るならば、私は生涯、医術を楽しみつつ生きて、すべての人から名声を得られるよう許したまえ。もし、この誓いを破るならば、これと逆の運命をたまわりたい」。

上記の「ヒポクラテスの誓い」は、医学を志す人にとって、朽ちることのない名言です。すべての事象は火、風、水、地の4元素からなるとした考えが当時の主流で、それから派生した「体液病理説」が広まっていました。この説によると、体液は栄養摂取による物質代謝の産物で、体液が正常な状態でまじりあっている場合、人間は健康ですが、その混じり方が変になったとき、病気になるというのです。また、環境、生活様式、体質が病気の原因と考えられていました。

この考え方は、病理学にも影響を与えたことをとっても、現代医学と共通するところが多くあることがわかります。

Numéro Tokyo の記事によれば、２０２２年12月に木星と土星が一直線にならぶ、天文学でいうgreat conjunctionが起こったとのことです。木星が土星と並ぶことは、約20年に一度起こる現象ですが、今回はこれが水瓶座という、風の星座で行われたことで、２００年続いた、安定性や保守性の代表である「地」の時代から、自由度の高い「風」の時代へうつる大転換ということで、西洋占星術の世界では大きな話題となっているそうです。

自然界は五つのエレメンツ、すなわち「地水火風空」で成り立っているとされるのは、ヒポクラテスの時代とも、仏教にも通じる考えかたです。五重塔の五つはこれを示しています。もっとも、「空」は〝解脱〟を意味することから、他の四つとはレベルが違うとして区別されています。

こうした考え方が、必ずしも科学的であるかどうかはわかりませんが、この話題を前置きとして書いた理由は、「何事も普遍であることはない」ということをお話ししたかったからです。

これは、科学の世界でも同様です。それは医学を含む科学の進歩とは、「今まで正しいとされていた事象を、塗り替えてゆく」と同義といっても過言ではないからです。例えば、ガリレオ・ガリレイは、「地球が太陽の周りをまわっている」という〝地動説〟を唱えました。現代ではこの事実が当然のこととして受け入れられていますが、当時は〝太陽が動いている〟とする〝天動説〟が正しいと信じられていたのです。それゆえ、ガリレオは異端として、社会から退けられました。また、時間は絶対的なものと思われていましたが、実際はそうではなく、時間が相対的なものであることを、アインシュタインは提唱し、それが科学的に証明されました。すなわち、「高速に近づく乗り物の中では、時間はゆっくりとすすむ」という考えです。

「風」の時代の到来にあわせるかのように、医学においても、既存の概念が揺らぎ始めています。というのも、医学的に今まで正しいと信じられていたことが、実際はそうではないことが解明されつつあるからです。

オウム真理教が世界初のバイオテロを企ててから、医療は安全ではなくなりました。それは、人類が制圧したと考えていた感染症が、新たな脅威として人間社会を襲う可能性が現実的になったからです。そのことは、皮肉にも、自然発生的だと考えられる、新しい風邪コロナウイルスの登場によって証明されました。

また、今まで経験したことのない、超高齢化社会の到来で、近代医療も大きな転換期を迎えています。ヒポクラテスの文章の中で、「不治の病は治療しないよう」と書かれていることは、現在の状況を予言しているように思います。

普遍であると信じられてきたことが、必ずしもそうではないと分かった時、人間社会は動揺します。しかし、そうした変化において、その時点で科学的に正しいと分かった方向性にかじ取りをする勇気が、もっとも人の幸せに資する可能性が高いのではないかと思います。そして、そうした行動をとることが、医療者にとっての責任であることは、いつの時代もかわらないのです。

筆を擱くにあたり、この本を世に出す機会を与えてくださった、藤原書店社長　藤原良雄氏、編集者の山﨑優子氏、貴重な助言をいただいた、東京科学大学教授　内田智士氏、独立行政法人経済産業研究所上席研究員　関沢洋一氏、そして、私を励まし支えてくれた家族に感謝申し上げます。

２０２４年12月　　木村盛世

2010;102:605-13.

Welch HG, Prorok PC, O'Malley AJ, Kramer BS. Breast-cancer tumor size, overdiagnosis, and mammography screening effectiveness. *N Engl J Med*. 2016;375:1438-47.

Wille MM, Dirksen A, Ashraf H, Saghir Z, Bach KS, Brodersen J, Clementsen PF, Hansen H, Larsen KR, Mortensen J *et al*. Results of the Randomized Danish Lung Cancer Screening Trial with Focus on High-Risk Profiling. *Am J Respir Crit Care Med*. 2016;193:542-51.

Reviews. 2013.

Infante M, Sestini S, Galeone C, Marchianò A, Lutman FR, Angeli E, Calareso G, Pelosi G, Sozzi G, Silva M. Lung cancer screening with low-dose spiral computed tomography: evidence from a pooled analysis of two Italian randomized trials. European journal of cancer prevention: the official journal of the European Cancer Prevention Organisation (ECP). 2016.

Infante M, Cavuto S, Lutman FR, Passera E, Chiarenza M, Chiesa G, Brambilla G, Angeli E, Aranzulla G, Chiti A. Long-term follow-up results of the DANTE trial, a randomized study of lung cancer screening with spiral computed tomography. *Am J Respir Crit Care Med*. 2015;191:1166-75.

Manser R, Lethaby A, Irving LB, Stone C, Byrnes G, Abramson MJ, Campbell D. Screening for lung cancer. *Cochrane Database of Systematic Reviews*. 2013.

Neugut AI, Lebwohl B. Colonoscopy vs sigmoidoscopy screening: getting it right. *JAMA*. 2010;304:461-2.

Oken MM, Hocking WG, Kvale PA, Andriole GL, Buys SS, Church TR, Crawford ED, Fouad MN, Isaacs C, Reding DJ. Screening by chest radiograph and lung cancer mortality: the Prostate, Lung, Colorectal, and Ovarian (PLCO) randomized trial. *JAMA*. 2011;306:1865-73.

Ong M-S, Mandl KD. National expenditure for false-positive mammograms and breast cancer overdiagnoses estimated at $4 billion a year. *Health Aff* (Millwood). 2015;34:576-83.

Prasad V, Lenzer J, Newman DH. Why cancer screening has never been shown to "save lives" —and what we can do about it. *BMJ*. 2016;352:h6080.

Saquib N, Saquib J, Ioannidis JP. Does screening for disease save lives in asymptomatic adults? Systematic review of meta-analyses and randomized trials. *Int J Epidemiol*. 2015;44:264-77.

Team NLSTR. Reduced lung-cancer mortality with low-dose computed tomographic screening. *N Engl J Med*. 2011;2011:395-409.

Welch HG. Less Medicine, More Health: *Beacon*; 2016.

Welch HG, Black WC. Overdiagnosis in cancer. *J Natl Cancer Inst*

(12): p. 1272-1279.

Valley, T.S., *et al.*, Intensive Care Unit Admission and Survival among Older Patients with Chronic Obstructive Pulmonary Disease, Heart Failure, or Myocardial Infarction. *Ann Am Thorac Soc*, 2017. 14 (6): p. 943-951.

Verity, R., *et al.*, Estimates of the severity of coronavirus disease 2019: a model-based analysis. *The Lancet. Infectious diseases*, 2020: p. S1473-3099 (20) 30243-7.

Wang, Y., *et al.*, Remdesivir in adults with severe COVID-19: a randomised, double-blind, placebo-controlled, multicentre trial. *The Lancet*, 2020.

矢野和美，*et al.* 肺炎で人工呼吸管理となった高齢者救急搬送患者の予後は悪い，日本臨床救急医学会雑誌．2018.21(3):p.528-533

C　がん検診関連

Black WC, Haggstrom DA, Welch HG. All-cause mortality in randomized trials of cancer screening. *J Natl Cancer Inst*. 2002;94:167-73.

Esserman LJ, Thompson IM, Reid B, Nelson P, Ransohoff DF, Welch HG, Hwang S, Berry DA, Kinzler KW, Black WC *et al.* Addressing overdiagnosis and overtreatment in cancer: a prescription for change. *The Lancet Oncology*. 2014;15:e234-e42.

Fang F, Fall K, Mittleman MA, Sparén P, Ye W, Adami H-O, Valdimarsdóttir U. Suicide and Cardiovascular Death after a Cancer Diagnosis. *N Engl J Med*. 2012;366:1310-8.

Gigerenzer G. Full disclosure about cancer screening. *BMJ*. 2016:h6967.

Gøtzsche PC, Jørgensen KJ. Screening for breast cancer with mammography. *Cochrane Database of Systematic Reviews*. 2013.

Greenhalgh T. How to read a paper: The basics of evidence-based medicine: John Wiley & Sons; 2014.

Harris R, Kinsinger LS. Less is More: Not "Going the Distance" and Why. JNCI: *Journal of the National Cancer Institute*. 2011;103:1726-8.

Holme Ø, Bretthauer M, Fretheim A, Odgaard-Jensen J, Hoff G. Flexible sigmoidoscopy versus faecal occult blood testing for colorectal cancer screening in asymptomatic individuals. *Cochrane Database of Systematic*

coronavirus disease 2019 (COVID-19) cases on board the Diamond Princess cruise ship, Yokohama, Japan, 2020. *Euro Surveill*, 2020. 25 (10).

Modi, C., *et al.*, Total COVID-19 Mortality in Italy: Excess Mortality and Age Dependence through Time-Series Analysis. *medRxiv*, 2020: p. 2020.04.15.20067074.

Munro, A.P.S. and S.N. Faust, Children are not COVID-19 super spreaders: time to go back to school. Archives of Disease in Childhood, 2020: p. archdischild-2020-319474.

Nakayama, K., *et al.*, Interferon-gamma responses to mycobacterial antigens in Heaf-positive children. *Lancet*, 2002. 360 (9342): p. 1335.

NCIRS, Report: COVID-19 in schools - the experience in NSW. 26 April 2020.

Nishiura, H., *et al.*, Estimation of the asymptomatic ratio of novel coronavirus infections (COVID-19). *Int J Infect Dis.* 2020.

Patrick GT Walker, *et al.*, The Global Impact of COVID-19 and Strategies for Mitigation and Suppression. Imperial College COVID-19 Response Team, 26 March 2020.

Santa Cruz, R., *et al.*, Mortality in Critically Ill Elderly Individuals Receiving Mechanical Ventilation. *Respir Care*, 2019. 64 (4): p. 473-483.

Sekine, T., *et al.*, Robust T cell immunity in convalescent individuals with asymptomatic or mild COVID-19. *bioRxiv*, 2020: p. 2020.06.29.174888.

Sermet, I., *et al.*, Prior infection by seasonal coronaviruses does not prevent SARS-CoV-2 infection and associated Multisystem Inflammatory Syndrome in children. *medRxiv*, 2020: p. 2020.06.29.20142596.

Sheila F. Lumley, *et al.*, Antibody Status and Incidence of SARS-CoV-2 Infection in Health Care Workers. *New England Journal of Medicine*, 2020.

Sutton, D., *et al.*, Universal Screening for SARS-CoV-2 in Women Admitted for Delivery. *New England Journal of Medicine*, 2020.

Valley, T.S., *et al.*, Association of Intensive Care Unit Admission With Mortality Among Older Patients With Pneumonia. *JAMA*, 2015. 314

Holmes, E.A., *et al.*, Multidisciplinary research priorities for the COVID-19 pandemic: a call for action for mental health science. *The Lancet Psychiatry*, 2020.
Holmes, E.A., *et al.*, Multidisciplinary research priorities for the COVID-19 pandemic: a call for action for mental health science. *The Lancet Psychiatry*, 2020.
Ioannidis, J.P.A., A fiasco in the making? As the coronavirus pandemic takes hold, we are making decisions without reliable data, in STAT. 17 March 2020.

Ioannidis, J.P.A., C. Axfors, and D.G. Contopoulos-Ioannidis, Population-level COVID-19 mortality risk for non-elderly individuals overall and for non-elderly individuals without underlying diseases in pandemic epicenters. *medRxiv*, 2020: p. 2020.04.05.20054361.

Kissler, S.M., *et al.*, Projecting the transmission dynamics of SARS-CoV-2 through the postpandemic period. *Science*, 2020: p. eabb5793.

Launey, Y., *et al.*, Risk factors of frailty and death or only frailty after intensive care in non-frail elderly patients: a prospective non-interventional study. *J Intensive Care*, 2019. 7: p. 48.

Lieberman, D., *et al.*, How do older ventilated patients fare? A survival/functional analysis of 641 ventilations. *J Crit Care*, 2009. 24 (3): p. 340-6.

Lionel Piroth, *et al.*, Comparison of the characteristics, morbidity, and mortality of COVID-19 and seasonal influenza: a nationwide, population-based retrospective cohort study. *The Lancet Respiratory Medicine*, 2020.

Lo, C.-H., *et al.*, Racial and ethnic determinants of Covid-19 risk. *medRxiv*, 2020: p. 2020.06.18.20134742.

LORD, M., Sweden: Elderly should not be prioritized for intensive care in a crisis, in *VOICE OF EUROPE*. 12 April 2020.

Mendes, P.V., *et al.*, Extracorporeal membrane oxygenation for severe acute respiratory distress syndrome in adult patients: a systematic review and meta-analysis. *Revista Brasileira de terapia intensiva*, 2019. 31 (4): p. 548-554.

Mizumoto, K., *et al.*, Estimating the asymptomatic proportion of

Cov-2 in Danish Mask Wearers. *Annals of Internal medicine*. 2020

Chen, C., *et al.*, Favipiravir versus Arbidol for COVID-19: A Randomized Clinical Trial. *medRxiv*, 2020: p. 2020.03.17.20037432.

Conarck, B., When to use ventilators in COVID-19 cases? Some Miami doctors rethink their approach, in *Miami Herald*. 15 April 2020.

Danis, K., *et al.*, Cluster of coronavirus disease 2019 (Covid-19) in the French Alps, 2020. *Clinical Infectious Diseases*, 2020.

Day, M., Covid-19: identifying and isolating asymptomatic people helped eliminate virus in Italian village. *BMJ*, 2020. 368: p. m1165.

Dickson, C., Doctors rethinking coronavirus: Are we using ventilators the wrong way?, in *Yahoo News*. April 8, 2020.

Dong, Y., *et al.*, Epidemiology of COVID-19 Among Children in China. *Pediatrics*, 2020: p. e20200702.

Emanuel, E.J., *et al.*, Fair Allocation of Scarce Medical Resources in the Time of Covid-19. *New England Journal of Medicine*, 2020.

Ferguson, N.M., *et al.*, Impact of non-pharmaceutical interventions (NPIs) to reduce COVID-19 mortality and healthcare demand. 16 March 2020.

Foggo, D., K. Rushton, and S. Barnes, Science clash: Imperial vs Oxford, and the sex smear that created rival Covid-19 studies in *The Telegraph*. 4 April 2020.

Gudbjartsson, D.F., *et al.*, Spread of SARS-CoV-2 in the Icelandic Population. *New England Journal of Medicine*, 2020.

Guidet, B., *et al.*, Effect of Systematic Intensive Care Unit Triage on Long-term Mortality Among Critically Ill Elderly Patients in France: A Randomized Clinical Trial. *JAMA*, 2017. 318 (15): p. 1450-1459.

Guo, Z.D., *et al.*, Aerosol and Surface Distribution of Severe Acute Respiratory Syndrome Coronavirus 2 in Hospital Wards, Wuhan, China, 2020. *Emerg Infect Dis*, 2020. 26 (7).

Hatchett, R.J., C.E. Mecher, and M. Lipsitch, Public health interventions and epidemic intensity during the 1918 influenza pandemic. *Proc Natl Acad Sci USA*. 2007. 104 (18): p. 7582-7.

He, X., *et al.*, Temporal dynamics in viral shedding and transmissibility of COVID-19. *Nature Medicine*, 2020.

参考文献

A　結核、BCG関連

Colditz G. A. et al. Efficacy of BCG Vaccine in the Prevention of Tuberculosis: Meta-analysis of the Published Literature, *JAMA*. March 1994; 271(9): 698-702.

Kimura M., Converse,P. J., Astemborski, J., Rothel, J.S., Vlahov, D., Comstock, G.W., Graham, N.M., Chaisson, R.E., Bishai, W.R., Comparison between a whole blood interferon-gamma release assay and tuberculin skin testing for the detection of tuberculosis infection among patients at risk for tuberculosis exposure, *J Infect Dis*. 1999 May; 179(5): 1297-300.　https://pubmed.ncbi.nlm.nih.gov/10191241/

https://www.who.int/teams/global-hiv-hepatitis-and-stis-programmes/hiv/strategic-information/hiv-data-and-statistics

https://api-net.jfap.or.jp/status/world/pdf/factsheet2021.pdf

https://worldhealthorg.shinyapps.io/tb_profiles/?_inputs_&entity_type=%22country%22&iso2=%22US%22&lan=%22EN%22

B　新型コロナ関連

Baggett, T.P., *et al.*, Prevalence of SARS-CoV-2 Infection in Residents of a Large Homeless Shelter in Boston. *JAMA*, 2020.

Bao, L., *et al.*, Lack of Reinfection in Rhesus Macaques Infected with SARS-CoV-2. *bioRxiv*, 2020: p. 2020.03.13.990226.

Bi, Q., *et al.*, Epidemiology and transmission of COVID-19 in 391 cases and 1286 of their close contacts in Shenzhen, China: a retrospective cohort study. *The Lancet Infectious Diseases*, 2020.

Britton, T., F. Ball, and P. Trapman, A mathematical model reveals the influence of population heterogeneity on herd immunity to SARS-CoV-2. *Science*, 2020: p. eabc6810.

Bundgaard,HB.,Bundgaards JS *et al.* Effectiveness of Adding a Mask Recommendation to Other Public Health Measures to Prevent SARS-

著者紹介

木村盛世（きむら・もりよ）

1965年茨城県藤代町（現取手市）生まれ。筑波大学医学群卒業。ジョンズ・ホプキンス大学公衆衛生大学院疫学部修士課程修了。同大学でデルタオメガスカラーシップを受賞。内科医として勤務後、米国CDC（疾病予防管理センター）プロジェクトコーディネーター、財団邦人結核予防会を経て、医系技官として厚生労働省勤務（〜2014年）。医療法人財団綜友会　医学研究所所長を経て、一般社団邦人パブリックヘルス協議会を設立、代表理事に。日本医師会認定健康スポーツ医、日本医師会認定産業医。

〈著書〉

『厚生労働省崩壊――「天然痘テロ」に日本が襲われる日』講談社　2009

『厚労省と新型インフルエンザ』講談社現代新書　2009

『辞めたいと思っているあなたへ』PHP研究所　2011

『厚労省が国民を危険にさらす』ダイヤモンド社　2012

『新型コロナ、本当のところどれだけ問題なのか』飛鳥新社　2021

『誰も書けない「コロナ対策」のA級戦犯』宝島社　2021

『キラキラした80歳になりたい』かやワイド新書　2022

『わるい医者から命を守る65の知恵』ビジネス社　2023

『医者にかからない幸福』ビジネス社　2024

〈共著〉

『ゼロコロナという病』藤井聡と　産経新聞出版　2021

『なぜ日本は勝てるはずのコロナ戦争に負けたのか？』和田秀樹と　かや書房　2022

『日本復活！』藤井聡、和田秀樹と　かや書房　2022

ヒポクラテスの告発《こくはつ》——天然痘《てんねんとう》を根絶《こんぜつ》した蟻田 功《ありたいさお》の遺言《ゆいごん》

2024年 12月30日　初版第１刷発行©

著　者　木　村　盛　世
発行者　藤　原　良　雄
発行所　株式会社　藤　原　書　店
〒 162-0041　東京都新宿区早稲田鶴巻町 523
電　話　03（5272）0301
ＦＡＸ　03（5272）0450
振　替　00160 - 4 - 17013
info@fujiwara-shoten.co.jp
印刷・製本　中央精版印刷

Printed in Japan
ISBN978-4-86578-445-9

新型ウイルス被害予想の唯一の手がかり

日本を襲ったスペイン・インフルエンザ
（人類とウイルスの第一次世界戦争）

速水 融

世界で第一次大戦の四倍、日本で関東大震災の五倍の死者をもたらしながら、忘却された史上最悪の〝新型インフルエンザ〟。再び脅威が迫る今、歴史人口学の泰斗が、各種資料を駆使し、その詳細を初めて明かす！

四六上製　四八〇頁　**四二〇〇円**
（二〇〇六年二月刊）
◇978-4-89434-502-7

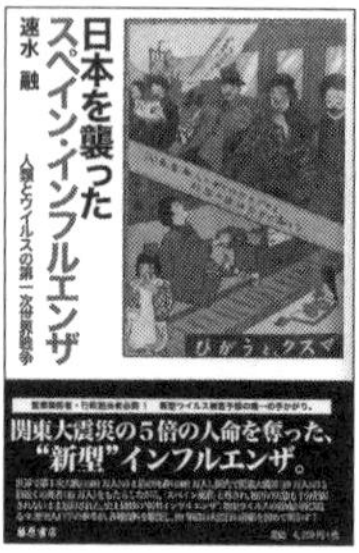

呼吸器系ウイルス感染症の第一人者が提言！

新型コロナ「正しく恐れる」

西村秀一 国立病院機構仙台医療センター ウイルスセンター長
井上 亮 編

フェイスシールド、透明間仕切り、屋外でのマスク、過剰なアルコール消毒……日常に定着したかに見える「対策」は、本当に有効なのか？〝過剰〟〝的外れ〟な対策を見極め、「人間らしい生活」を取り戻すために、新型インフルエンザ、SARSなどを経験してきた第一人者が提言！

A5並製　二二四頁　**一八〇〇円**
（二〇二〇年一〇月刊）
◇978-4-86578-284-4

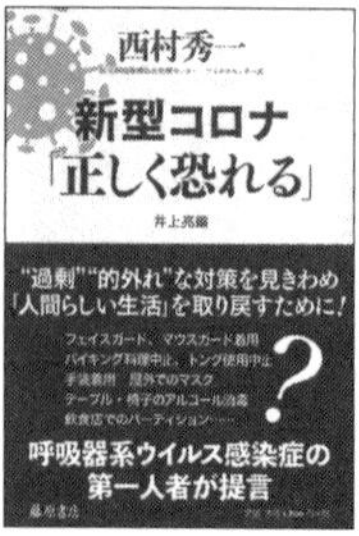

大規模なワクチン接種が始まる今、必読の書

ワクチン いかに決断するか
（一九七六年米国リスク管理の教訓）

R・E・ニュースタット、H・V・ファインバーグ
西村秀一 訳

瀬名秀明さん（作家）**推薦！**　全米国民への「新型インフル」ワクチン緊急接種事業とその中止という「厚生行政の汚点」から、今、何を学ぶか。

A5判　四七二頁　**三六〇〇円**
（二〇二一年二月刊）
◇978-4-86578-300-1

THE EPIDEMIC THAT NEVER WAS
Richard E. NEUSTADT and Harvey V. FINEBERG

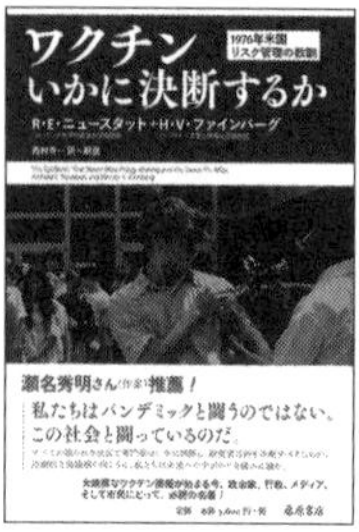

各分野の第一線による徹底討論

ウイルスとは何か
（コロナを機に新しい社会を切り拓く）

中村桂子 生命誌研究者
村上陽一郎 科学史家
西垣 通 情報学者

科学万能信仰がはびこる今、そこから脱し、生態系の中で「生きもの」として生きていくという「本来の生活」「本来の人間の知性」をいかにして取り戻していくか？

B6変上製　二三二頁　**二〇〇〇円**
（二〇二〇年一〇月刊）
◇978-4-86578-285-1

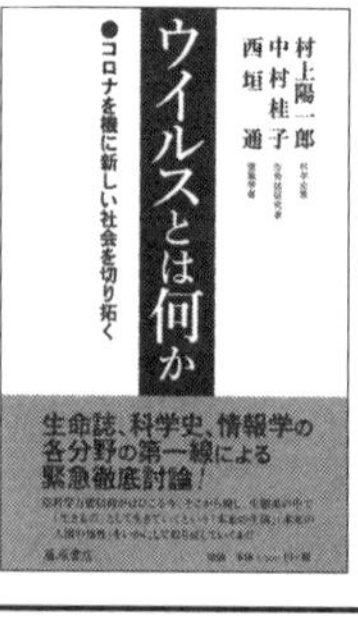